DES

ALTÉRATIONS SECONDAIRES

DE

L'APPAREIL DENTAIRE

PAR

ARMAND ROSENTHAL

DOCTEUR EN MÉDECINE

:o:

NANCY

IMPRIMERIE BERGER-LEVRAULT ET Cie

18, RUE DES GLACIS, 18

—

1896

DES

ALTÉRATIONS SECONDAIRES

DE L'APPAREIL DENTAIRE

DES

ALTÉRATIONS SECONDAIRES

DE

L'APPAREIL DENTAIRE

PAR

ARMAND ROSENTHAL

DOCTEUR EN MÉDECINE

NANCY

IMPRIMERIE BERGER-LEVRAULT ET Cie

18, RUE DES GLACIS, 18

1896

DES

ALTÉRATIONS SECONDAIRES

DE L'APPAREIL DENTAIRE

Introduction.

Les progrès incessants du laboratoire ou de la clinique, en étendant sans cesse le domaine des connaissances médicales, ne permettent plus à personne de tout embrasser. Le nombre toujours croissant de spécialités et de spécialistes le prouve surabondamment. Cette spécialisation, résultat inévitable des progrès de la science, favorise à son tour l'éclosion de découvertes nouvelles. Là, comme partout, la division du travail entraîne des résultats heureux. En se localisant dans une partie limitée du vaste domaine médical, on la connaît mieux, et tout l'effort d'une intelligence, concentré sur un point du terrain à exploiter, ne peut que rendre la moisson plus abondante.

Mais si le domaine se morcelle, il s'agrandit aussi. A côté des branches qui semblent vouloir se détacher de l'arbre, de nouveaux bourgeons font leur apparition, et même parfois des branches toutes formées viennent se greffer sur lui.

C'est ainsi que, depuis quelque temps, on voit apparaître sur le tronc commun que constitue la science médicale, nous n'osons dire une branche, c'est trop d'orgueil peut-être, au moins un petit rameau.

L'art dentaire, né sur la grande route ou sur la place publique, où, comme tout bohème, il s'est longtemps complu, en se bornant à l'empirisme, subit depuis quelques années une évolution scientifique qui ne peut que lui être extrêmement profitable.

Pour notre part, depuis le jour, déjà bien lointain, où nous avons débuté dans la carrière de dentiste, nous avons maintes fois déploré notre ignorance médicale et les inconvénients fâcheux qui peuvent en être la conséquence.

Maintes fois les difficultés de la clinique dentaire nous ont fait regretter notre ignorance en pathologie générale.

C'est qu'en face de certaines lésions de la bouche, l'esprit le moins inquiet désire connaître la cause génératrice et ne la trouvant pas dans l'état anatomique local, force est de penser la découvrir ailleurs, c'est-à-dire dans l'état général ou dans le passé pathologique de l'individu porteur de la lésion. Et comme bien l'on pense, en recherchant la pathogénie de certaines affections dentaires, nous ne voulions pas nous livrer à une étude purement théorique, la connaissance de la cause devait nous conduire à un traitement rationnel et utile.

C'est avec cet état d'esprit, guidé par ces considérations, que nous avons commencé nos études médicales à un âge où d'autres estiment avoir accompli leur tâche.

Nous avons été encouragé dans cette voie par la grande bienveillance de nos Maîtres de la Faculté de médecine et nous sommes heureux de saisir cette occasion solennelle pour leur en exprimer notre vive et sincère gratitude.

Ils ont compris que ce que nous cherchions dans l'obtention du titre de docteur, c'était surtout la consécration scientifique de nos recherches et de nos études professionnelles.

Le travail inaugural que nous soumettons aujourd'hui à leur bienveillante appréciation est l'*Etude des altérations secondaires de l'appareil dentaire*, c'est l'étude sommaire des altérations dentaires liées à un état pathologique primitif.

Dentiste, nous limiterons nos recherches surtout aux points de contact de l'art dentaire avec les sciences médicales. Nous n'avons trouvé nulle part de travail d'ensemble sur ce point qui nous intéressait particulièrement. Des observations isolées, des faits enfouis au milieu d'autres d'un ordre différent, c'est à peu près tout ce que nous avons trouvé sur les rapports de la pathologie dentaire avec la pathologie générale.

Il nous a semblé qu'il n'était pas sans intérêt pour nous, et peut-être aussi pour d'autres, de recueillir ces faits et ces observations, de les rassembler dans un travail d'ensemble et d'y ajouter ce que nous avons observé nous-même. S'il est peut-être prématuré d'en tirer dès à présent des conclusions, de baser sur ces données encore peu abondantes des théories définitives, du moins nous pensons avoir facilité la tâche de ceux qui viendront après nous.

CHAPITRE Ier

Considérations générales.

Le système dentaire, étant une partie constituante de l'organisme humain, a dû de tout temps attirer l'attention de ceux qui s'occupaient de la pathologie de cet organisme. « Les anciens auteurs, Hippocrate lui-même, dit Bouchut dans son *Traité de Pathologie générale*, se sont occupés de l'état des dents dans les maladies et ils ont cherché à trouver des signes diagnostiques dans la manière d'être de ces parties. » Et Bouchut ajoute : « C'est une étude utile et qui est aujourd'hui trop négligée. »

Si les auteurs anciens se sont occupés de la question, ce n'est que tout à fait incidemment et rien n'est resté de leurs recherches. Le premier travail ou prétendu tel, que nous possédons, est de date relativement récente. Il porte pour titre : *Mémoire sur ces questions proposées, le 14 frimaire an IV, par la Société de médecine de Lyon : quels sont les signes diagnostiques et pronostiques que peut fournir dans les maladies aiguës et chroniques l'état de la langue, des lèvres et des dents ?* par Hernandez (Toulon, 1808).

Le chapitre IV de ce mémoire est relatif aux signes que l'on peut tirer de l'état des dents, et voici ce que nous y lisons :

« Les dents saines et fermes prouvent, dans l'état de santé, qu'elle est robuste. Plus tôt les dents tombent, plus il y en a de cariées et plus souvent on peut conclure que le corps n'est pas entièrement sain, et qu'il est disposé à la goutte et aux maladies chroniques de ce genre.

« On observe dans les écrouelles un allongement des dents, qui est produit par le raccourcissement des gencives. C'est pour cela que les habitants des Alpes ont les dents longues, par leurs dispositions aux affections scrofuleuses et au goitre....

« L'émail des dents paraît transparent et les dents prennent dès lors une couleur bleuâtre, quand la nutrition est affaiblie, et particulièrement quand il existe une forte prédisposition au marasme, à la phthisie. C'est pour cela qu'on peut annoncer sûrement une disposition à la phthisie, quand on observe cette transparence de l'émail des dents avec un cou long et étroit, et des épaules resserrées. Cette transparence dépend du défaut de dépôt des phosphates calcaires et magnésiens qui lui donne sa consistance ; elle indique donc le défaut de nutrition.

« Dans l'état normal, il se dépose sur les dents un mucus blanc et épais, formé d'albumine épaissie par le contact continuel de l'air atmosphérique. Ce mucus est sécrété par les vaisseaux des gencives. C'est pour cela qu'il se trouve principalement aux racines et aux intervalles des dents. Cette sécrétion augmente quand l'affaiblissement des vaisseaux permet une plus abondante production de mucus.

« On trouvera donc dans toutes les maladies où les lèvres et les dents sont recouvertes d'enduits muqueux, une plus grande quantité de mucus sur les dents. Il est quelquefois si épais qu'on a de la peine à séparer les dents des deux mâchoires. Cela prouve toujours la longueur, l'opiniâtreté de la maladie.

« Ce mucus se solidifie dans l'état normal par l'action de l'oxygène de l'air atmosphérique, prend une consistance pierreuse et est connu sous le nom de tartre des dents. On le voit en plus grande quantité chez les goutteux. Il se forme alors presque aussi subitement que les nodosités. On a même observé que ces dernières disparaissent souvent quand le tartre paraît, et *vice versâ*. »

Après ce langage d'un médecin, écoutons un dentiste de la même époque.

En 1814 paraît à Paris un ouvrage intitulé : *Séméiologie buccale et buccomancie,* ou *Traité des signes qu'on trouve à la bouche, qui font connaître les constitutions par des signes innés,* par Laforgue, dentiste-expert.

Il y a, selon Laforgue, trois constitutions :

1° La constitution pure et parfaite ;

2° La constitution sanguino-séreuse ou érosée, ainsi appelée parce que les dents y sont érosées, que le sang est plus séreux ;

3° La constitution blanche ou lymphatico-séreuse, appelée ainsi parce que les dents y sont extrêmement blanches et que le sang est presque privé de matière colorante rouge.

« Les signes de ces constitutions sont placés évidemment aux dents.

« La première constitution a pour signe univoque de belles dents bien émaillées et de couleur de crème de lait.

« La seconde constitution a pour signe univoque l'é-
rosion des premières grosses molaires et quelquefois
des incisives et des canines des dents remplaçantes.

« Les signes univoques de la troisième constitution
sont la blancheur extrême des dents, leur fragilité, leur
amollissement et leur carie.

« Il y a dans chaque constitution deux degrés ; ils
sont signalés sur les dents par la qualité de la matière
qui les forme. Dans la première constitution, le deuxième
degré a moins d'ivoire et moins d'émail que le premier;
les chairs, le sang et les humeurs sont signalés aussi
d'infériorité pour la force et la santé.

« Dans la deuxième constitution, l'érosion est plus
profonde au deuxième degré qu'au premier; elle a lieu
sur les incisives, au lieu d'être bornée aux premières
grosses molaires.

« Dans la troisième constitution, le deuxième degré
montre plus d'amollissement et plus de carie aux dents
que le premier degré...

« Les signes de ces constitutions ne s'effacent jamais,
parce qu'ils sont innés. On peut même juger après la
mort la constitution du sujet par l'inspection de ses
dents. »

Il n'y a pas lieu de s'arrêter plus longtemps à ces
assertions sans base scientifique sérieuse et qui font plutôt sourire. Malheureusement aucun autre travail n'existe,
et les altérations dentaires dans leurs rapports avec les
affections générales aiguës ou chroniques n'ont jamais
fait l'objet d'aucune étude. Même dans les livres trai-
tant de l'art dentaire on ne trouve rien de précis. On
invoque, il est vrai, l'influence des diathèses sur divers
troubles dentaires, mais les auteurs se bornent en général

à l'énumération sèche de ces diathèses, sans avoir jamais contrôlé ce qu'il y a de fondé dans ces théories pathogéniques. Au reste, en invoquant ainsi l'influence des diathèses pour expliquer ce que l'on ignore, on ne craint pas d'être démenti. Nul n'échappe à un état diathésique quelconque et rien n'est simple comme de répondre à un malade, qui désire connaître la cause de son mal, qu'il est arthritique, herpétique, syphilitique ou neurasthénique. Le malade et le médecin ignorent tous deux ce que signifient ces mots, mais comme ils sont satisfaits tous deux, le reste importe peu.

Dans des livres plus récents on trouve, il est vrai, une part faite aux affections générales dans la pathogénie des maladies dentaires, et nous citerons entre autres l'*Aide-Mémoire du chirurgien-dentiste,* ouvrage fait par M. Paul Dubois, professeur à l'école dentaire de Paris, en collaboration avec trois docteurs en médecine, MM. Thomas, Isch-Wall et Paquy. Il ne nous appartient pas de faire la critique de l'ouvrage, qui est certes le meilleur qui ait été écrit sur la matière, ce qui n'est pas fait pour surprendre ceux qui connaissent la compétence étendue et la grande expérience de M. Paul Dubois. Qu'il nous permette cependant de regretter que les quatre collaborateurs se soient partagé la besogne, au lieu d'apporter à chacune des parties de l'ouvrage leurs connaissances et leur expérience spéciales [1].

Quoi qu'il en soit et bien que l'étude des altérations

---

1. Nous apprenons, à la dernière heure, l'apparition d'un nouvel ouvrage, fait en collaboration par MM. Godon, Sauvez, Frey, Roy et Martinier. A notre grand regret, ce livre nous arrive trop tard pour que nous puissions lui consacrer dans notre travail la place à laquelle la compétence de ses auteurs lui donne droit.

secondaires de l'appareil dentaire, c'est-à-dire des altérations dépendant d'un état morbide pré- ou coexistant, n'ait jamais été faite, personne ne songe à nier que ces altérations existent, qu'il y a un rapport de cause à effet entre certains états pathologiques et les maladies des parties constituantes du système dentaire.

Les dents ne sont pas seulement, comme le dit le professeur Sappey dans son *Traité d'anatomie descriptive,* des productions de la muqueuse buccale. Par leur extrême dureté, et aussi par leur composition, elles « se rapprochent des os, dont on les a considérées d'abord comme les analogues, d'où le nom d'ostéides, sous lequel ces organes ont été collectivement désignés jusqu'à la fin du xviiie siècle... Par leur origine, par leur mode d'évolution, par leurs connexions, elles se rapprochent des ongles, des poils, des plumes, des cornes, en un mot de toutes les productions épidermoïdes, avec lesquelles elles affectent en effet la plus remarquable analogie... Comme ces substances, elles présentent pendant toute la durée de leur existence, le double mouvement moléculaire qui caractérise la nutrition, mouvement en vertu duquel elles acquièrent une densité croissante. »

C'est précisément parce que les dents sont des organes vivants, prenant part à la nutrition générale comme tout autre organe, qu'elles subissent le contre-coup de tous les vices qui peuvent atteindre la nutrition. Quand celle-ci est imparfaite, ralentie, quand le sang, milieu intérieur dans lequel tous les tissus puisent les éléments nutritifs nécessaires à leur vie, ne fournit pas ces éléments en quantité suffisante ou si ces éléments sont viciés, impropres aux échanges nutritifs, les tissus doivent s'en ressentir, et, suivant qu'il s'agit d'un organisme jeune, en voie de développement, ou d'un organisme adulte, les tissus languissent ou s'arrêtent dans leur développement ou bien même meurent définitivement.

Les dents n'échappent pas à cette loi générale qui régit le développement et la vitalité de tous les tissus. Dans un organisme débilité soit par une alimentation insuffisante ou défectueuse, soit par un état pathologique héréditaire ou acquis, les dents comme les autres organes n'arrivent que lentement à un développement imparfait, et nous verrons plus tard le rôle que jouent ces deux facteurs dans la dentition et dans la constitution de la dent. Dans un organisme adulte arrivé à son complet développement, les échanges nutritifs sont la condition essentielle de la vie des tissus. Chaque tissu ne vit qu'en raison du double mouvement moléculaire qui caractérise la nutrition. Ce qui se perd, se consume d'un côté, doit être renouvelé de l'autre côté, et cet échange est d'autant plus actif, que la vitalité des tissus est plus grande. La dent, organe dur, tissu résistant entre tous, s'use peu, sa vitalité est faible, mais elle existe, quelque obscure qu'elle soit. Aussi, dans un organisme adulte, une nutrition défectueuse a-t-elle moins d'influence sur les dents que dans un organisme en voie de développement et que sur tout autre tissu plus vivant, mais cette influence n'est pas nulle cependant et sur ce point encore nous verrons plus loin le rôle que joue une nutrition viciée, languissante sur la vitalité de la dent adulte.

De ces considérations on peut déduire d'une part que les maladies héréditaires peuvent et doivent avoir une influence sur l'état anatomique des dents, d'autre part que les maladies acquises agiront d'une façon différente, suivant qu'elles se présentent chez un enfant ou chez un adulte. Comme le dit M. Paul Dubois, « sur l'organe en voie d'évolution, intra- ou extramaxillaire, les perturbations de l'état général déterminent des malformations qui diminuent la résistance de l'organe, qui l'affectent directement, tandis qu'à l'âge adulte nombre de maladies ne l'altèrent que peu ou point. »

On a fait jouer un grand rôle dans les altérations dentaires à *l'action de la salive* sur le tissu des dents. Suivant cette théorie qui a compté et compte encore de nombreux défenseurs, la salive, altérée dans certaines affections aiguës ou chroniques, exercerait sur les dents une action chimique destructive. Dans la partie de ce travail consacrée à la carie dentaire, on verra ce qu'il y a de fondé et dans l'altération de la salive et dans son influence sur le système dentaire.

Quant à *l'influence des microbes,* sans discuter leur action pathogénique, nous n'en parlerons pas ; les altérations dentaires d'origine microbienne sont des altérations primitives et non pas des états pathologiques symptomatiques. Il n'y a donc pas lieu de s'y arrêter dans un travail uniquement consacré à l'étude des altérations secondaires.

Jusqu'à présent nous n'avons encore considéré les dents qu'à l'état isolé, dans leur constitution intime. Ainsi limitée, l'étude des affections dentaires serait absolument incomplète, et si nous comprenions ainsi notre travail nous commettrions la faute d'un jardinier qui, en présence d'un arbre en voie de dépérissement, ne s'inquiéterait ni des racines de l'arbre ni de la terre qui le porte. Toute dent est, en effet, comme un arbre planté dans le sol, fixée dans les maxillaires et dans les gencives.

Si dans le cours d'une affection générale aiguë ou

chronique, le maxillaire subit un processus de destruction au niveau des alvéoles, la dent ne trouvant plus son soutien naturel finira par tomber sans que cependant le tissu de la dent soit lui-même altéré. Si, d'autre part, la gencive, participant à une affection de tout l'organisme, devient le siège d'un travail inflammatoire destructif, ou bien cette inflammation pourra s'étendre aux parties incluses dans la muqueuse et la dent s'altérera et pourra tomber, ou bien la gencive détruite laissera sans défense les parties sous-jacentes, c'est-à-dire les racines de la dent. Or, les racines ne sont pas recouvertes par de l'émail comme la partie libre de la dent. L'ivoire n'y est protégé contre les agents extérieurs que par le cément.

Celui-ci offre la plus grande analogie avec le tissu osseux soit par sa texture, soit par sa composition chimique.

Le cément, mis à nu par l'ulcération de la gencive, ne pourra donc pas résister aux agents de destruction; il se comportera en un mot comme le tissu osseux privé de ses parties molles. C'est ainsi que nous avons eu maintes fois l'occasion de constater des caries siégeant sous le collet et que nous avons dû attribuer à l'usage immodéré du cure-dent. Celui-ci décolle la gencive, met à nu le cément et l'expose à l'action destructive des différents agents producteurs de la carie. Aussi, verra-t-on, dans le chapitre consacré aux gingivites symptomatiques, les altérations et la chute des dents compliquer fréquemment la destruction de la gencive.

Nous n'en avons pas fini avec l'exposé des processus variés suivant lesquels une affection générale peut retentir sur le système dentaire. La dent, en effet, ne se trouve pas incluse dans son alvéole comme un clou dans un mur. Elle s'y trouve fixée, et très solidement, par des liens fibreux, vasculaires et nerveux, qui, en même temps qu'ils maintiennent la dent, lui apportent les éléments de sa nutrition. Or, ces parties fibreuses, vasculaires et nerveuses, incluses dans l'alvéole dentaire, ne sauraient, elles non plus, échapper toujours aux états morbides du reste de l'économie.

Ces liens fibreux qui unissent la dent à l'alvéole, quel que soit le nom qu'on leur donne, doivent subir la loi générale qui régit les tissus analogues. Pour la plupart des auteurs anciens, ces ligaments n'étaient autre chose qu'un périoste ; cette façon d'envisager la partie fibreuse de l'alvéole compte encore de nombreux partisans. Pour ceux-là les termes de périostite, ostéo-périostite, périostite alvéolo-dentaire, correspondent à une lésion bien définie.

Mais des recherches récentes conduisent à une autre interprétation. Une théorie nouvelle apparaît qui fait de l'implantation de la dent une véritable articulation, dite articulation alvéolo-dentaire. En 1885, M. Malassez, dans les *Archives de physiologie,* décrivait ainsi le ligament dénommé jusqu'alors périoste alvéolo-dentaire : « Si l'on examine des coupes microscopiques longitudinales ou transversales comprenant à la fois et la dent et les parties voisines du maxillaire, on ne voit, dans l'espace alvéolo-dentaire, rien qui ressemble à un périoste ou à toute autre membrane enveloppante ; on y voit de solides faisceaux fibreux qui, des parois de la cavité alvéolaire, vont en convergeant s'insérer à la surface de la racine dentaire et forment ainsi dans leur ensemble une sorte de ligament circulaire ; ils pénètrent profondément, sous forme de fibres de Scharpey dans le maxillaire comme dans le cément, ainsi que cela a lieu dans les solides insertions tendineuses.

« Quelques-uns des faisceaux les plus superficiels, de ceux qui partent du rebord alvéolaire, se dirigent parfois en haut ou sont horizontaux, mais tous les autres ont, en général, leur point d'attache maxillaire plus élevé ou plus superficiel que le dentaire, en sorte que la dent se trouve comme suspendue par ces faisceaux à l'intérieur de la cavité alvéolaire.

« La mastication ne pourra donc pas produire de compression, mais de simples tractions comme sur tout ligament. De plus, il existe entre les faisceaux tendineux d'assez larges interstices remplis d'un tissu cellulaire lâche ou médullaire, communiquant avec les espaces médullaires voisins, et c'est dans ces interstices que se trouvent et les volumineux vaisseaux et les nombreux nerfs de cette région ; il n'y aura donc pas à redouter de compression pour ces derniers. »

On est allé plus loin, et le Dr Beltrami, dans une thèse toute récente (1895) soutenue à la Faculté de Paris, décrit longuement l'articulation alvéolo-dentaire et ses surfaces articulaires. Cette articulation jouirait même de mouvements limités, comme le prouve l'écartement qu'on obtient si facilement dans certains cas d'opération dentaire.

Pour les partisans de cette nouvelle façon d'envisager le périoste alvéolo-dentaire, l'expression de périostite est impropre ; aussi décrivent-ils des arthrites alvéolo-dentaires. Certains auteurs décrivent encore une périodontite ; cette dernière expression est plus prudente ; elle a surtout l'avantage de ne rien préjuger quant à la signification anatomique des parties fibreuses intra-alvéolaires.

Quoi qu'il en soit, et sans vouloir prendre parti dans ce débat que des recherches ultérieures trancheront peut-être, l'inflammation du contenu fibro-cellulaire de l'alvéole existe, quel que soit le nom qu'on lui donne. Comme pour tous les autres tissus et comme pour tous les tissus fibreux des autres organes, cette inflammation, primitive le plus souvent, est parfois aussi sous la dépendance d'un état pathologique général préexistant et elle devra trouver place dans cette revue des altérations dentaires symptomatiques.

Enfin, pour être complet, nous devons tout au moins une mention, chemin faisant, à l'influence adjuvante que toutes les affections générales, et surtout les affections chroniques, exercent sur les lésions dentaires. Ce ne sont plus à proprement parler des lésions secondaires de l'appareil dentaire, mais elles peuvent cependant revêtir certains caractères spéciaux qu'elles doivent à un état général primitif.

CHAPITRE II

Dentition.

Sous le nom de dentition on comprend à la fois la
formation et l'éruption des deux séries dentaires. Nous
laisserons de côté les troubles que les maladies héréditaires ou acquises peuvent amener dans la formation
proprement dite des dents, c'est-à-dire à l'époque où
ces organes sont encore enfouis sous les gencives. Non
pas que dans ces conditions les dents ne puissent subir
d'altération, mais parce que les modifications soit de
nombre, soit de position, soit de constitution des dents,
survenant dans le cours de leur formation intramaxil-
laire, ne seront visibles qu'après leur sortie hors des gencives. Ces modifications formeront l'objet d'un chapitre
spécial qui trouvera sa place après les troubles de l'é-
ruption.

Celle-ci, la sortie des dents temporaires ou définitives
à travers la couche gingivale, peut être avancée ou
retardée. De plus, à quelque moment que l'éruption sur-
vienne, elle peut s'accompagner de troubles, dits maladies de dentition, niées par les uns, admises par la plupart, mais sur lesquelles l'état général de l'enfant ou des

maladies intercurrentes devront exercer une influence qu'il y aura lieu d'examiner.

Remarquons d'abord que la dentition n'est pas autre chose que le développement d'un organe en particulier dans un organisme tout entier en voie de développement. D'où cette déduction nécessaire que la dentition sera précoce chez un enfant qui se développera rapidement, et retardée chez un autre dont le développement languira. Or, une des premières conditions pour que le développement de l'enfant et, par conséquent, aussi des dents se fasse normalement, en supposant qu'il s'agisse d'un enfant sain, c'est qu'il se trouve dans de bonnes conditions hygiéniques. A ce point de vue, l'alimentation des enfants est loin d'être indifférente. Une alimentation saine et hygiénique favorise l'éruption; dans les conditions opposées, la dentition est retardée. C'est ce qui ressort d'une étude faite par le docteur Bensengre de Moscou. C'est ce que démontre encore le tableau qu'a dressé Seigneur dans sa thèse de 1880 sur *la Dentition pendant les deux premières années,* tableau indiquant les dates d'éruption des différentes dents suivant qu'il s'agit d'un enfant élevé au sein ou d'un enfant élevé au biberon. Dans ce dernier cas, il y a un retard constant de deux mois dans l'éruption des dents de lait. L'hygiène soit de l'alimentation, soit des autres conditions de la vie, influe également sur la sortie des dents définitives.

Mais l'alimentation, l'hygiène n'est pas le seul facteur influant sur le développement de l'enfant et sur sa dentition. Les enfants tarés, ceux qui sont issus de parents malades, qui apportent avec eux en naissant un état constitutionnel vicié, présentent, en même temps qu'un développement languissant, une dentition retardée. C'est ainsi que la tuberculose, la scrofule, le rachitisme retardent l'évolution dentaire d'une façon notable. Dans les *Archives médicales belges* de 1889, le Dr Jansen prétend que, dans la syphilis héréditaire, les dents de lait apparaissent plus vite. Nous nous rangeons plus volontiers à l'avis du professeur Fournier qui attribue à la syphilis un retard dans le développement des dents : « Le retard dans l'évolution dentaire est connu de longue date ; il existe souvent pour les deux dentitions, pour celle du premier âge comme pour la dentition définitive. Ce retard peut être de six mois, un an, dix-huit mois, deux ans quelquefois ; dans certains cas, même, il peut être plus considérable. Demarquay a rapporté l'observation d'un enfant, né de parents syphilitiques, qui, à l'âge de quatre ans et demi, n'avait pas encore une seule dent. Il y a là un phénomène analogue à ce qui se passe dans tout l'organisme dont le développement se trouve retardé. »

D'autres fois, l'éruption commence en temps normal ; après la sortie de 4 ou 5 dents, survient un arrêt. Dans les cas que nous avons observés, nous avons souvent trouvé des présomptions de syphilis.

D'après Bourneville, chez les crétins et les idiots, la dentition est également retardée. Pour Mme Alice Sollier[1], chez les enfants idiots et arriérés, le retard de la dentition est fréquent et s'observe dans 36 p. 100 des cas.

Dans une discussion rapportée dans les *Transactions of the Illinois State dental Society*, le docteur Harlan affirme que chez les enfants envoyés tout petits à l'école, souvent l'éruption des dents définitives est prématurée, et celles-ci sont de mauvaise qualité.

---

1. Alice Sollier, *De l'état de la dentition chez les enfants idiots et arriérés*. Thèse. Paris, 1887.

Les maladies survenant dans le cours de la première enfance entraînent des retards plus ou moins considérables dans l'évolution des dents. Magitot rapporte l'histoire d'un enfant qui, « comme conséquence d'une hémiplégie gauche datant de la quatrième année de la vie, éprouva un très notable et très évident retard dans l'apparition des dents définitives du côté paralysé ».

Nous n'avons pas de données précises sur l'influence des fièvres éruptives si fréquentes chez les enfants en bas âge ; notre expérience nous a laissé l'impression que ces fièvres entraînaient quelquefois des retards de la première ou de la deuxième dentition, surtout dans les cas où la maladie a été d'une certaine durée, par exemple la rougeole compliquée. Nous avons aussi, nettement présents à la mémoire plusieurs faits d'enfants présentant des manifestations rachitiques et qui étaient très en retard pour leurs dents. M. Therye, dans sa thèse *De l'influence du rachitisme sur la dentition et la locomotion*, rapporte également des observations concluantes à ce sujet.

Quant aux accidents dits de dentition, ce serait sortir de notre rôle que de reprendre ou même de reproduire ici la discussion que cette question a soulevée en août 1892 à l'Académie de médecine.

Nous admettons, pour notre part, avec l'immense majorité des médecins d'enfants et avec beaucoup de dentistes, que ces accidents existent au même titre que les accidents qui, dans certains cas, accompagnent la croissance ou l'établissement de la menstruation. Ces accidents ne sont pas constants. Nous dirons plus : la dentition étant un phénomène physiologique normal ne doit, pas plus que la menstruation ou la ménopause, donner lieu à des manifestations pathologiques, et ce qu'on observe le plus souvent au moment de la dentition, c'est un certain nombre de signes locaux, avec un léger retentissement sur l'état général, le tout inhérent à tout travail organique un peu exagéré. Mais ces manifestations ne méritent pas le nom de maladies de la dentition. D'un autre côté, comme la menstruation, comme la ménopause, la dentition peut s'accompagner d'accidents morbides ; mais elle n'est alors que la cause provocatrice occasionnelle ; la cause première est ailleurs, dans l'état général des enfants. Nous dirons donc avec le Dr Comby[1] :

« Chez les enfants sains, allaités naturellement, placés dans les conditions d'un développement physiologique, les maladies de dentition sont exceptionnelles ; elles sont communes chez ceux qui sont élevés dans de mauvaises conditions hygiéniques, atteints de quelque tare héréditaire ou sous le coup de maladies acquises.

« Il y a des enfants qu'une hérédité malheureuse (épilepsie, hystérie, aliénation mentale) prédispose aux convulsions ; chez eux tout est prétexte aux convulsions. »

---

1. *La première dentition ; son évolution physiologique, ses maladies.* (*Archives générales de médecine.* 1888.)

CHAPITRE III

État anatomique des dents.

Nous rangerons sous cette rubrique, d'une part, les anomalies congénitales ou acquises portant sur le nombre des dents, leur position, leur couleur, leur forme et, d'autre part, les modifications de structure que peuvent produire dans les dents les maladies que l'enfant apporte en naissant ou celles qui peuvent le frapper dans la période de formation des dents.

a) ANOMALIES DIVERSES

Nombre. — Les anomalies de nombre des dents se distinguent en : 1° l'absence de la totalité des dents; 2° la diminution numérique ; 3° l'augmentation numérique.

1° Il n'y a pas lieu de s'arrêter à l'absence totale des dents, car les exemples qui en ont été publiés, comme ceux de Borrel, Dautz, Fox, Sabatier, ou bien sont d'une authenticité douteuse, ou bien s'expliquent par des malformations graves des maxillaires, appartenant à la tératologie. Ce sont des arrêts de développement en présence desquels la science doit confesser son ignorance.

2° Plus nombreux sont les cas où le nombre des dents est simplement diminué. Il est bien entendu qu'il ne s'agit pas ici d'une diminution consécutive à la chute des dents, mais d'une diminution dans l'éruption. M. Magitot, dans son *Traité des anomalies dentaires,* rapporte un certain nombre de faits. La diminution numérique se borne rarement à l'absence d'une seule dent ; le plus souvent, les deux dents homologues d'une même mâchoire font défaut. Quand il manque des dents dans la dentition temporaire, ce qui est rare, les dents permanentes correspondantes manqueront également.

La diminution numérique des dents s'observe chez les enfants dont une tare héréditaire vicie le développement. C'est ainsi que Mme Sollier a noté que chez les enfants idiots ou arriérés certaines dents manquent dans 11 p. 100 des cas. D'autre part, suivant Paul Dubois, « les stomatites et nécroses succédant aux pyrexies graves, peuvent donner lieu à l'atrophie d'un ou de plusieurs germes dentaires ». Nous sommes obligés de déclarer que nous n'avons trouvé nulle part, malgré toutes nos recherches, d'exemple de diminution numérique des dents attribuable à la cause invoquée ainsi par Paul Dubois.

3° L'augmentation du nombre des dents constitue l'anomalie numérique la plus fréquemment observée et nous connaissons le cas d'un homme porteur de huit incisives à la mâchoire supérieure. Nous avons observé plusieurs fois quatre petites incisives à la mâchoire supérieure au lieu de deux. D'autres fois nous avons vu trois grandes incisives. Mais ce sont là des faits de

monstruosité ou tout au moins le résultat d'un vice de
développement dont la pathogénie nous échappe. Notons
cependant que, suivant Mme Sollier, l'augmentation numérique des dents s'observe dans la proportion de 2 p. 100
chez les idiots et les arriérés.

Direction et position. — Les anomalies de direction
des dents peuvent, comme le fait Magitot, être envisa-
gées sous deux rapports : 1° la direction de l'ensemble
des dents et des deux arcades dentaires simultanément,
c'est la direction absolue ; 2° la direction relative des
deux arcades réciproquement.

Le vice dans la direction absolue des dents s'appelle
prognathisme ou opisthognathisme, suivant qu'il s'agit de
projection des arcades en avant ou en arrière. Il s'agit
là le plus souvent d'une conformation ethnique sur laquelle nous n'avons pas à insister. Notons cependant
que, suivant la plupart des auteurs, le prognathisme peut
résulter de la microcéphalie, des déformations artificielles
du crâne, de la compression du front, et que, par une
disposition inverse, l'opisthognathisme peut dépendre de
l'hydrocéphalie ou de la compression antéro-postérieure
du crâne.

Le vice dans la direction relative des deux arcades
peut résulter d'abord d'une conformation irrégulière du
maxillaire inférieur ou des maxillaires supérieurs, malformation d'origine congénitale et héréditaire. Mais on
observe aussi une discordance entre les deux arcades
dans certaines affections acquises. Notons déjà que Tal-
bot (*Dental Cosmos, 1889*), qui a examiné 700 fous au
point de vue des dents, a remarqué que, chez 12 p. 100
d'entre eux, la bouche est irrégulière, l'irrégularité con-

sistant dans la proéminence de la mâchoire inférieure ou supérieure, dans des arcades partiellement en forme de V ou en forme de selle.

Dans l'acromégalie, P. Marie a noté un prognathisme spécial d'un maxillaire inférieur. Dans cette maladie, en effet, outre l'augmentation caractéristique du volume des os des pieds et des mains, il existe souvent une hypertrophie semblable des os du nez, des os malaires et du maxillaire inférieur. Chez les deux malades observés par Marie[1], ce dernier a subi une telle augmentation de volume, qu'il déborde notablement le maxillaire supérieur, et cette augmentation s'est faite, non seulement en longueur, mais encore en hauteur et en épaisseur. La forme générale du visage devient celle d'une ellipse à grand diamètre vertical, très notablement allongée.

Plus tard Marie insiste à nouveau sur le prognathisme qu'on observe dans l'acromégalie, et raconte la lutte passionnée entre un dentiste et la maladie, le dentiste s'acharnant à remédier par des extractions et des appareils à une difformité croissante dont il ignorait la cause et le mécanisme.

Le prognathisme peut encore se montrer chez les adolescents présentant des végétations adénoïdes du pharynx. Nous avons eu l'occasion récemment de voir un jeune garçon de 13 ans atteint de tumeurs adénoïdes et dont la mâchoire supérieure se trouvait au moins à deux millimètres en avant de la mâchoire inférieure.

« La voûte palatine, dit Châtelier[2] dans son *Etude des tumeurs adénoïdes du pharynx*, est très élevée et rétrécie,

---

1. *Revue de médecine.* 1886.
2. *Bulletin médical.* 1890.

au point que quelquefois les sujets ont peine à en toucher le sommet avec leur langue; sur une section transversale et verticale on se rend parfaitement compte de cette disposition; le contour de la voûte palatine prend nettement la forme ogivale..... La conséquence immédiate de ce fait est de donner un petit rayon de courbure à l'arcade alvéolaire supérieure et de lui donner une saillie prononcée en avant. Cette saillie de la région antérieure de l'arcade alvéolaire est encore augmentée par la projection en avant de l'os incisif et des dents qu'il supporte.

« Celles-ci font souvent une saillie considérable en avant, repoussant la lèvre supérieure sous laquelle elles apparaissent en dehors. L'os incisif est d'autant plus proéminent, que l'arcade alvéolaire est moins développée et que le vomer qui lui sert de support a été moins enrayé dans son développement. »

Le Dr David [1] décrit, lui aussi, l'atrésie et l'état ogival du maxillaire supérieur chez les enfants atteints de végétations adénoïdes du pharynx. « Les dents, conservant tout leur volume, ne trouvent plus une place suffisante. Elles ne peuvent que se ranger irrégulièrement en dedans ou en dehors de l'arcade. Mais le plus souvent elles se projettent en masse en avant, déterminant ainsi une saillie considérable de toute la rangée antérieure. Les incisives et les canines, ne se trouvant plus en rapport avec leurs congénères inférieures, s'allongent, sortent de la bouche et arrivent quelquefois à recouvrir la lèvre inférieure. »

D'autres fois, les dents, au lieu d'être seulement proje-

---

1. *Sur certaines déformations d'un maxillaire supérieur produites par les végétations adénoïdes du pharynx. (Cong. pour l'avanc. des sciences. Odontologie. 1883.)*

tées en avant ou en arrière, tout en étant régulièrement juxtaposées, sont mal implantées. Il en est ainsi chez les enfants héréditairement mal constitués, tarés. Chez les idiots et les arriérés, Mme Sollier a relevé dans 34 p. 100 des cas des vices d'implantations dentaires. Suivant le Dr N. W. Kingsley, de New-York [1], « la cause première (hormis l'hérédité) de tout trouble général dans le développement des dents permanentes, se traduisant surtout par leur malposition, peut être rapportée directement à une lésion ou un désordre fonctionnel du nerf trijumeau ». Cette lésion ou ce désordre serait la conséquence d'une altération au point d'origine cérébrale du nerf.

Couleur. — Ainsi que nous l'avons dit au début de ce travail, la couleur est de tous les caractères des dents celui auquel on a de tout temps attaché une grande importance au point de vue symptomatique. Nous avons vu que pour Hernandez la couleur bleuâtre, due à la transparence de l'émail, indique une nutrition affaiblie et une forte prédisposition à la phtisie. Pour Laforgue, la blancheur des dents indique un tempérament lymphatique.

Nous lisons dans Bouchut [2] : « Blanches, opaques chez les sujets de forte constitution, elles sont bleuâtres ou laiteuses, ou transparentes chez les personnes faibles, prédisposées à la scrofule et à la phtisie. »

Dans le livre *l'Art du dentiste*, par Harris, Austen et Andrieu, se trouve un long exposé des signes tirés de la couleur, de la forme, de la résistance des dents et indiquant la constitution et l'état de santé. Ainsi, les dents

---

1. *Causes des anomalies de développement dentaires.* (*L'Odontologie.* 1885.)

2. *Pathologie générale.* 1857. P. 972.

de la première espèce sont « blanches, d'une couleur de crème claire, près de la gencive, couleur qui devient de plus en plus apparente à mesure que le sujet avance en âge ; elles sont de dimension moyenne, plutôt courtes que longues, avec des bords carrés épais et très durs..... Cette description se rapporte le plus souvent aux dents des personnes qui ont un tempérament sanguin..... Elles indiquent sinon une santé parfaite, du moins un état qui en était très rapproché au moment de leur ossification. »

Les dents de la deuxième espèce « ont une apparence délicate et une couleur bleu azuré ; elles sont plutôt longues, etc..... Elles indiquent une faiblesse de constitution, un tempérament opposé au sanguin, assez analogue au lymphatique. »

Les dents de la troisième espèce « sont particulières aux personnes qui portent avec elles la diathèse scrofuleuse..... Les dents sont plus volumineuses que celles de la première ou de la deuxième espèce. Leurs faces sont rugueuses et irrégulières, et ont des protubérances..... Leur couleur est d'un blanc sale. »

Dans la quatrième espèce, les dents « ont ordinairement un aspect blanc crayeux. Elles sont inégalement développées et d'une texture très molle. » Elles indiquent un tempérament lymphatico-séreux.

Les dents de la cinquième espèce « sont remarquables par la blancheur et l'éclat perlé de leur émail. Elles sont longues et ordinairement de petite circonférence. Beaucoup de médecins les regardent comme indiquant une prédisposition à la phtisie ; d'autres, au contraire, les regardent comme très durables. »

Personnellement il nous a semblé que les dents de

cette cinquième catégorie, tout en durant très longtemps, appartenaient en effet souvent à des prédisposés à la tuberculose. Mais nous n'insistons pas sur la valeur symptomatique de ces signes, trop sujette à caution.

Dans tout le cours de la vie, les dents éprouvent peu de changement de coloration. On a cependant signalé depuis fort longtemps la teinte rouge qu'elles ont chez les cholériques. Dans le choléra, « la bouche, dit Rayer[1], n'offre point d'altérations remarquables quelques heures après la mort ; mais plus tard les dents des sujets morts du choléra acquièrent quelquefois une teinte rougeâtre qu'il est impossible de leur enlever. Elles ne peuvent être employées par les dentistes[2] ; un d'eux a rapporté au garçon d'amphithéâtre de la Charité un assez grand nombre de ces dents, dont il ne pouvait faire aucun usage. »

« Les dents, dit Laveran[3], sont souvent très finement injectées ; elles présentent alors une coloration toute particulière et très persistante. »

« Elles se colorent en rouge dans le choléra, et cette couleur indélébile résiste au lavage et à la lime, car elle s'étend à toute la profondeur de la dent. » (Bouchut, *loco citato*.)

Tout le monde sait que chez les fumeurs les dents, surtout les inférieures, deviennent noires. La coloration des dents chez les fumeurs, dit Hepburn[4], est due principalement au charbon dont est chargée la fumée de ta-

---

1. *Recherches anatomiques sur le choléra.* (*Arch. gén. de médecine.* 1832. T. 28.)
2. A l'époque où l'on n'employait que des dents naturelles.
3. Article *Choléra.* (*Dict. Dechambre.*)
4. *Commun. à Soc. odont. de Grande-Bretagne.* (*Revue odontol.* 1883.)

bac. Cette coloration, en général facile à enlever, est définitive dans les points où l'émail fait défaut.

Beaucoup de substances médicamenteuses ont été accusées de noircir les dents, entre autres le fer. Nous estimons, quant à nous, que le fer en lui-même n'altère nullement les dents. Pour Paul Dubois ce n'est pas le fer qu'il faut accuser, mais les véhicules sucrés.

John Smith[1] a étudié, en même temps que celle d'autres substances, l'action du fer sur les dents. Les dents furent altérées dans les solutions de vin ferrugineux, de chlorhydrate de fer, après vingt-quatre heures ; au bout de dix jours, les dents plongées dans du vin ferrugineux, du muriate de fer, étaient ramollies et des précipités s'étaient formés. Il semble que les solutions agissent par l'acide minéral avec lequel le fer est combiné.

Le nitrate d'argent et l'acide chromique donnent une coloration noire définitive.

Forme et dimensions. — Nous avons déjà reproduit les conclusions que tirent Harris, Austen et Andrieu dans leur livre *De la forme et de la grandeur des dents en même temps que de leur couleur.* Mais ce ne sont pas des faits précis et concluants. La forme et la grandeur des dents ont dans certains cas une signification plus nette.

Ainsi, Mme Sollier a noté que chez les idiots et les arriérés on trouvait le nanisme dentaire dans 14 p. 100 des cas, le géantisme dans 11 p. 100, des sillons longitudinaux dans 41 p. 100, des crénelures dans 58 p. 100.

Enfin, M. le professeur Fournier, dans ses Leçons, dit

---

1. *British Journal of Dental Science.*

que la syphilis héréditaire[1] provoquait dans le système dentaire, outre un retard dans le développement des dents dont nous avons déjà parlé, des modifications dans leur structure sur lesquelles nous aurons à revenir un peu plus loin. Mais parmi ces modifications, il en est deux qui prennent place ici; c'est, d'une part, le microdontisme, d'autre part l'amorphisme dentaire.

« Le microdontisme, c'est la petite dent; il est caractérisé par une malformation spéciale, par une exiguïté de la dent dans tous ses diamètres, hauteur, largeur et épaisseur, de telle sorte que la dent est courte, étroite et mince. Cette malformation n'est pas générale, mais partielle seulement, n'occupant que quelques dents, une seule même le plus souvent, soit une incisive surtout.

« Le microdontisme peut affecter trois degrés : 1° un degré léger dans lequel l'exiguïté de la dent n'est pas encore assez prononcée pour constituer une véritable infirmité; 2° un degré plus accusé, où la dent commence à paraître difforme; 3° un troisième degré, où la dent, plus exiguë encore, en est arrivée à ce qu'on appelle le nanisme dentaire, c'est-à-dire à une dent rabougrie, rudimentaire, naine, à une sorte de tronçon.

« Si singulière que paraisse cette malformation, elle est parfaitement authentique; elle est l'analogue, du reste, de ce qui se passe quand il y a arrêt de développement d'un organe quelconque. Elle est comparable à l'infantilisme syphilitique, où l'on voit de petits êtres grêles, rabougris, de véritables nabots syphilitiques. » Le microdontisme nous a paru affecter surtout les petites incisives supérieures; plus rarement les canines.

---

1. *Gazette des Hôpitaux,* juillet 1883.

« Quant à l'amorphisme, c'est la dent sans forme, ou la dent qui s'écarte de sa configuration normale pour revêtir une autre forme.

« L'amorphisme est généralement partiel, n'atteignant qu'une dent ou quelques-unes seulement et non toutes. Il présente un très grand nombre de variétés à peu près incasables, que nous avons cependant essayé de grouper.

« Dans un premier groupe, la dent perd le type de l'espèce ; c'est ainsi que l'incisive devient ronde, cylindrique comme une canine, de plate qu'elle est normalement ; c'est ainsi que la canine s'aplatit comme une incisive. Dans le second groupe, nous trouvons une dent qui n'est plus semblable à elle-même, qui, sur un bord libre, par exemple, prend une obliquité singulière, ou qui s'épaissit en forme de bourrelet ; d'autres fois il se forme à la surface de la dent des cannelures soit horizontales, soit verticales. Dans un troisième groupe, on voit la dent devenir conique, irrégulière, comme une véritable petite corne ; tantôt elle prend la forme d'un tricorne, tantôt elle est en cheville, c'est-à-dire que sa partie supérieure, élargie, est supportée par un pivot rétréci ; c'est à cette déformation que Parrot a donné le nom de « coup de hache ». Enfin, toutes ces déformations peuvent être exagérées et la dent ressembler à tout ce que l'on voudra, sauf à une dent. »

b) MODIFICATIONS DE STRUCTURE. — ÉROSIONS

Nous allons examiner maintenant une altération dans la structure des dents, attribuée par la plupart des auteurs à la syphilis, par d'autres à la scrofule, par d'autres encore aux convulsions éclamptiques des enfants et même par quelques-uns au traitement mercuriel. Le type de cette lésion est constitué par ce que l'on a désigné sous le nom d' « érosion ».

Avec Magitot[1] on peut définir l'érosion « une modification de la forme extérieure des dents, caractérisée par des dépressions, des saillies généralement disposées suivant une ligne horizontale et formant des bandes circulaires qui circonscrivent toute la couronne. Ce n'est pas une action directe et extérieure, c'est une anomalie vraie, survenue pendant la vie intrafolliculaire, à la suite de certains troubles généraux de l'économie. Aussi toutes les dents assez avancées à ce moment sont intéressées. »

Avec Fournier[2] on peut la définir : « Une des diverses malformations dentaires qui se produisent au cours de la vie intrafolliculaire de la dent et qui se traduisent par une altération, une usure apparente de la dent telle, qu'elle semble avoir été entaillée ou corrodée par un acide ou usée par un outil. Qui dit érosion, dit entamure, usure d'une surface originairement saine ; or, dans l'érosion dentaire, la dent n'est pas primitivement saine, l'usure n'est pas consécutive, mais elle est le résultat d'une formation défectueuse, d'un arrêt de développement de la dent, alors qu'elle était encore logée dans son follicule. Il n'y a donc pas perte de substance, mais bien non-formation, c'est-à-dire que la substance dentaire ne s'est pas formée là où elle n'existe pas. »

Avant de rapporter les différentes opinions émises sur

---

1. Magitot, *De l'érosion des dents au point de vue de la séméiologie.* (*Progrès médical*, 3 août 1878.)
2. *Loc. cit.*

la valeur séméiologique des altérations dont l'érosion constitue pour ainsi dire le type, il est utile de décrire les différentes variétés d'érosions. Magitot les distingue en trois variétés :

1° *Erosion en coup d'ongle,* siégeant sur les incisives, sur les canines : la dent prend la forme d'un cône tronqué, car le sommet a disparu. Sur les molaires les saillies des tubercules sont changées en mamelons ou en pointes aiguës à base entourée d'un sillon ;

2° *Erosion en nappe.* Ici la couronne est comme rongée par un acide sur une certaine étendue.

Elle est presque complètement privée d'émail, et offre une couleur jaune ou brune.

Quelquefois, au lieu d'une surface étendue, c'est un simple *trait.*

Les érosions en nappes ou en traits peuvent être multiples sur une couronne ; dans ce dernier cas, les traits sont superposés régulièrement. C'est l'érosion *en étages ou en escalier* (de Tornes et de Broca) ;

3° *Dents en gâteau de miel,* ainsi dénommées par Tornes. Ici la couronne est toute couverte de dépressions, presque entièrement privée d'émail, d'une coloration brun noirâtre. Elle est devenue extrêmement friable et incapable de résister au moindre agent de destruction.

Fournier décrit également trois formes, trois types bien nets au point de vue classique ; ce sont :

1° Le type cupuliforme, dans lequel l'érosion en cupule consiste dans une sorte de petite excoriation en creux sur la couronne de la dent, de dimensions variables, minimes quelquefois comme une piqûre d'épingle, ou plus larges et grosses comme une tête d'épingle. Les cupules sont uniques ou multiples ; elles peuvent former une ou deux rangées horizontales et parallèles. Cette lésion frappe aussi l'attention par le changement de couleur des parties altérées, qui deviennent d'un gris sale, et par certain méplat;

2° La seconde variété est la dent en sillon ou striée, caractérisée par une rayure transversale, tantôt superficielle comme le trait produit par la lame d'un canif sur un morceau de bois, tantôt plus accentuée et formant un véritable sillon beaucoup plus creux et plus large que le précédent. Mais, que ce soit un sillon ou une rayure, le fond n'en est plus blanc, ni nacré, il revêt une teinte grise sale, presque noirâtre, quel que soin que le malade ait de sa bouche. Ces sillons, auxquels M. Parrot a donné le nom de sillon ulciforme, sont toujours horizontaux; ils sont quelquefois uniques, d'autres fois multiples et au nombre de deux, trois ou quatre sur la même dent et, dans ce cas, toujours aussi transverses et parallèles, formant ce qu'on appelle la dent en gradin, en escalier;

3° L'érosion dite en nappe constitue la troisième variété. Son nom seul dit assez ce qu'elle peut être, c'est-à-dire un sillon qui, allant en s'élargissant, occupe une grande hauteur de la dent, de telle sorte que l'on aperçoit sur une très grande étendue de la couronne une surface anfractueuse, irrégulière, présentant une série de saillies et de sillons qui alternent les uns avec les autres et d'aspect jaune sale, terne, etc. Lorsque la lésion envahit ainsi en nappe toute la dent, celle-ci devient absolument difforme, anfractueuse, raboteuse, c'est ce que l'on a appelé la dent en gâteau de miel. Voilà pour le premier groupe, c'est-à-dire pour la lésion du corps de la dent.

Quant à celle qui occupe son sommet, elle présente différents aspects, selon la dent qui est frappée. C'est sur les molaires que l'altération est surtout caractéristique. On a ce qu'on appelle la dent à sommet atrophié, c'est-à-dire une dent qui est pour ainsi dire divisée en deux moitiés : une base saine surmontée d'une atrophie dentaire.

Dans cette seconde moitié, l'émail ne s'est pas developpé et le sommet de la dent est absolument bouleversé ; il forme un tronçon informe avec des éminences coniques arrondies, séparées les unes des autres par des sillons et au lieu de présenter une belle surface nacrée, il n'offre plus qu'une sorte de moignon dentaire comme serti dans une autre dent. Tel est, du moins, ce que l'on voit dans l'adolescence et la jeunesse. Mais plus tard le sommet de la dent se casse, se brise, s'émiette par la mastication ; la dent devient courte, plate, par suite de l'usure journalière, elle se trouve dépourvue bientôt de toutes ses cuspides et forme la dent en plateau. S'agit-il des canines ? l'usure des sommets forme une brèche angulaire, une perte de substance en V, la base restant saine ; dans d'autres cas le sommet se trouve réduit à un petit tronçon acéré, régulier. Sur les incisives, les altérations ne diffèrent que par leur multiplicité ; ou l'échancrure est angulaire, ou bien on voit une série de brèches qui se réunissent pour constituer la dent en scie, ou bien encore le sommet de la dent subit un amincissement atrophique, de sorte que le corps étant normal, son bord supérieur est atrophié, comme écrasé, mordillé ; enfin l'échancrure peut être un coup d'ongle, en croissant, semi-lunaire et constitue la dent d'Hutchinson. Cette lésion se rencontre presque exclusivement sur les deux incisives médianes supérieures ; elle est caractérisée, je le repète, par une échancrure semi-lunaire, gracieusement ondulée qui ne saurait être confondue avec une brisure accidentelle, laquelle ne peut donner lieu à une courbe aussi régulière. Seul l'usage de la pipe pourrait produire une échancrure semblable, il est vrai, mais le siège n'en est plus le même. En effet, tandis que l'échancrure d'Hutchinson se rencontre toujours sur les incisives médianes supérieures, sauf quelques rares exceptions, l'échancrure déterminée par le tuyau de pipe se produit toujours latéralement entre deux dents, entre l'incisive latérale et la canine, par exemple, ou bien entre celle-ci et la première molaire. Cette lésion, siégeant symétriquement sur les incisives médianes supérieures à peu près exclusivement, est la caractéristique majeure de la dent d'Hutchinson. Quant à ses caractères mineurs, caractères connexes, ce sont, d'une part, l'arrondissement absolu et gracieux des angles de la dent malade, et, d'autre part, la taille en biseau de son bord libre, qui se produit aux dépens de sa face antérieure.

Maintenant que nous connaissons l'érosion, il nous faut examiner les théories qui ont été proposées pour en expliquer la valeur séméiologique.

L'érosion est connue depuis fort longtemps. Fauchard en parle. Bunou, en 1743, la considère comme un effet des maladies de l'enfance et surtout du rachitisme, de la rougeole, de la petite vérole et du scorbut.

Mais c'est surtout dans ces quarante dernières années que l'érosion a fait l'objet de nombreux travaux.

En 1859, Jonathan Hutchinson faisait au congrès médical britannique d'Édimbourg une communication sur les moyens de reconnaître les enfants atteints de syphilis héréditaire et proclamait avec de nombreuses observations à l'appui que l'état des incisives centrales supérieures est à beaucoup près le signe le plus important de syphilis héréditaire. Il indiquait comme ayant aussi une grande valeur symptomatique la coexistence de kératite interstitielle. Paget appuie de sa haute autorité la démonstration d'Hutchinson.

En 1871, Panas provoqua une discussion à ce sujet à la Société de chirurgie de Paris, en déniant aux signes indiqués par Hutchinson leur valeur séméiologique. Dolbeau estime lui aussi que la syphilis n'est pour rien dans la production de ces lésions. Les doctrines anglaises furent énergiquement défendues par Demarquay et Giraud-Teulon.

L'année suivante, Magitot publie son *Traité de la carie dentaire* et établit une théorie qu'il devait développer un peu plus tard [1] sur les dents éclamptiques, théorie amplifiée par ses élèves Castanié [2], Rathier [3] et Quinet [4].

Parrot fait revivre en France les idées d'Hutchinson. En 1880, dans l'*Union médicale* il donne une description détaillée de ce qu'il appelle l'atrophie syphilitique des dents. Il y revient au congrès de Reims, en 1880, et déclare nettement que la cause générale unique de la lésion est la syphilis héréditaire.

En 1879, dans la *Revue de chirurgie,* Nicati invoque le rachitisme comme cause la plus fréquente.

Pour Jullien [5], les altérations décrites par Hutchinson

---

1. Magitot, *Bulletin et Mémoires de la Société de chirurgie.* 1875.
2. Castanié, *Thèse.* Paris, 1884.
3. Rathier, *Thèse.* Paris, 1879.
4. Quinet, *Thèse.* Paris, 1879.
5. *Traité des maladies vénériennes.*

constituent seulement une présomption, mais n'ont pas une valeur absolue.

Augagneur[1] tout en admettant d'une façon générale les idées de Parrot, croit qu'elles ne s'appliquent pas à tous les cas. Il cite notamment l'observation d'un jeune homme portant les altérations décrites par Hutchinson et dont le père, docteur en médecine, a contracté, postérieurement à la naissance du fils, un chancre professionnel du doigt.

Enfin, avec Fournier et Diday nous arrivons à une théorie mixte faisant de l'érosion un signe de dystrophie imputable à des causes variées, mais surtout à la syphilis.

Signalons encore un travail critique très bien fait par Édouard Blanc, de Lyon, en 1886[2].

Essayons de mettre quelque clarté au milieu de toutes ces opinions diverses.

La première théorie en date est celle qui fait de l'érosion dentaire un signe de cachexie. C'est l'opinion ancienne de Bunou, ainsi que nous l'avons dit, qui considérait l'érosion comme produite par les maladies de l'enfance et surtout le rachitisme. La théorie du rachitisme a été reprise en 1875 par Nicati. Elle a été défendue surtout par Eyssautier qui a décrit l'érosion dentaire de la scrofule[3]. Nous verrons plus loin ce qu'il y a de fondé dans cette théorie. Pour l'instant, examinons les deux théories exclusives toutes deux, la théorie éclamp-

---

1. *Thèse.* Lyon, 1875.

2. Édouard Blanc, *Étude critique et clinique des altérations dentaires attribuées à la syphilis héréditaire.* (*Lyon médical.* 1886.)

3. *14e Congrès de l'Assoc. pour l'avancement des sciences.* Grenoble, août 1885.

tique de Magitot et ses élèves, la théorie syphilitique de Hutchinson et Parrot.

Les maladies générales, dit Magitot [1], et les diathèses impriment au système dentaire des vices de forme et de structure généraux, inhérents à toute la masse des dents, et non pas des lésions isolées. L'érosion est due à l'éclampsie, maladie à caractères d'invasion et de disparition brusques.

Tous les sujets chez lesquels les attaques d'éclampsie [2] avaient été observées dans l'enfance, ont été trouvés porteurs d'érosions en nombre égal à celui des attaques elles-mêmes, ou offrant un sillon profond correspondant à une série d'attaques rapprochées. D'autre part, il est arrivé maintes fois sur des sujets affectés de sillons, d'affirmer l'existence antérieure de l'éclampsie sans recevoir jamais un démenti.

L'érosion résulte de l'interruption de formation d'une zone double d'émail et d'ivoire pendant les attaques. Cette formation est très rapide. Sur un chien nouveauné en pleine voie d'éruption dentaire, M. Magitot enlève d'un côté un chapeau de dentine qu'il pèse avec soin; d'autre part, laissant s'écouler 24 heures, il pèse ensuite le chapeau dentinaire de la dent homologue du côté opposé, la différence donne la quantité d'ivoire et d'émail produite pendant ce temps et permet d'apprécier en poids la zone de tissus qu'une intervention morbide a pu altérer. Cette quantité est assez notable, ce qui prouve que des attaques d'éclampsie, quoique de peu de

---

1. *Loc. cit.*

2. Par éclampsie, il faut entendre toutes les convulsions pouvant survenir chez des enfants, quelle que soit leur nature.

durée, peuvent jusqu'à certain point laisser des traces dans la structure des dents en voie de formation.

Et d'ailleurs on ne voit pas d'érosions sur les dents temporaires, ce qui infirme l'opinion d'Hutchinson à propos de la syphilis héréditaire.

L'influence de l'éclampsie sur le système dentaire est donc réelle ; elle consiste essentiellement dans une simple interruption ou suspension du travail physiologique de formation des tissus de l'émail et de l'ivoire. Les cellules de l'émail éprouvent un arrêt dans leur fonction, parce que les matériaux calcaires qui exsudent par leur extrémité centrale, désignée sous le nom de plateau, ne leur sont plus fournis par l'organe de l'émail. Elles subissent alors une sorte d'atrophie et deviennent impropres à former de nouveaux prismes adamantins. Une ou plusieurs rangées de cellules étant ainsi frappées d'inaction, laissent à la surface du chapeau de dentine une raie ou un sillon dépourvu d'émail.

Les cellules de l'ivoire éprouvent des modifications analogues, mais non aussi complètes. Les éléments calcaires, au lieu de se déposer molécule à molécule régulièrement et sans interruption, se produisent par une série d'intermittences, d'où la formation de globules et d'espaces interglobulaires.

Et dans son livre sur les anomalies du système dentaire, Magitot publie 42 observations se rapportant à des individus qui tous avaient eu des accidents convulsifs dans leur enfance. Bien mieux, il établit un ordre chronologique entre l'érosion et l'âge auquel les convulsions étaient survenues. L'érosion est d'autant plus au sommet de la dent que l'enfant était plus jeune quand il a eu ses premières convulsions.

Quoi qu'en dise Magitot, on trouve des érosions chez des enfants n'ayant pas eu de convulsions, et réciproquement les érosions font souvent défaut chez des individus ayant eu de l'éclampsie dans l'enfance. Le professeur Fournier en cite un cas et il est loin d'être isolé.

Nous dirons avec J. Lucas Championnière [1]: « L'éclampsie qui guérit est d'ordinaire une manifestation passagère et l'on s'explique bien mal comment elle pourrait déterminer chez l'enfant un vice de nutrition assez profond pour se traduire par l'arrêt du développement du bulbe dentaire.

« M. Magitot affirme que les enfants qu'il avait observés avaient, dans l'enfance, eu des convulsions. Cela peut bien être ; les convulsions ne pouvaient les mettre à l'abri de l'érosion dentaire ; mais il est probable que les enfants avaient dû souffrir d'une nutrition vicieuse dans la première enfance.

« Si dans la période de formation du chapeau de dentine la nutrition est défectueuse pour des causes très diverses : maladies longues, syphilis congénitale, mais surtout alimentation défectueuse, l'organe de l'émail, imparfaitement constitué laisse à découvert les cannelures et les pointes d'une dent qui sortira difforme lorsque l'éruption se fera. »

Et Championnière cite le cas d'un enfant présentant des érosions, le seul entre plusieurs d'une même famille, parce que seul il avait reçu une alimentation défectueuse, étant nourri au biberon.

Mais si l'éclampsie n'est pas ou du moins pas tou-

---

1. *Les érosions dentaires du rachitisme et de la syphilis.* (*Journal de médecine et de chirurgie pratiques.* 1890.)

jours la cause de l'érosion, il faut bien dire que l'autre grande théorie, celle d'Hutchinson et de Parrot, est également sujette à bien des objections.

Nous avons déjà cité le cas d'Augagneur; l'érosion dentaire ne pouvait être due à la syphilis héréditaire. Le professeur Fournier, dans ses Leçons, a cité également une observation d'un jeune homme de 18 ans portant quatre érosions parfaitement nettes et dont les parents n'avaient jamais eu le moindre accident syphilitique. Les érosions existent d'ailleurs chez les animaux qui n'ont jamais la syphilis.

Voici d'ailleurs une observation montrant que les lésions attribuées par Hutchinson et Parrot exclusivement à la syphilis héréditaire peuvent également apparaître dans la syphilis acquise.

Nous la devons à E. Welander[1], qui l'a observée à l'hôpital Saint-Göran, à Stockholm:

Garçon de 13 ans, de parents sains, contaminé vers l'âge de 3 à 4 mois par sa nourrice syphilitique. Il présentait au moment de l'examen une kératite interstitielle et une périostite du tibia gauche.

Les altérations dentaires étaient les suivantes : les incisives moyennes supérieures présentaient sur leur bord une excavation semi-lunaire; elles étaient petites et courtes; cependant leur couronne n'était pas altérée. Les incisives latérales et supérieures étaient petites et vicieusement implantées. Le long du bord libre et sur la couronne des quatre incisives inférieures on apercevait des érosions multiples caractéristiques. Enfin les quatre canines présentaient à leur extrémité une exca-

---

1. Welander, *Nord. med. Arkiv.*, XXVII, 3.

vation en forme de coupe, au centre de laquelle se trouvait une pointe de dentine.

Cette observation corrobore une opinion déjà admise par Fournier théoriquement et sans preuve, à savoir que les dents hutchinsonniennes peuvent s'observer chez des sujets ayant acquis la syphilis peu de temps après la naissance, c'est-à-dire à une époque où la maladie est capable d'influencer le processus de la dentition.

Donc ni l'éclampsie, ni la syphilis héréditaire ne peuvent revendiquer l'érosion comme symptôme pathognomonique. On l'observe dans ces deux maladies, mais on l'observe aussi dans d'autres cas.

On l'observe dans la scrofule, comme le dit Castanié dans sa thèse, dans le rachitisme précoce, car si le vice de nutrition qui produit le rachitisme survient plus tard, lorsque l'émail est bien formé, on verra des déformations osseuses et point de déformations dentaires.

Pour John Tornes et aussi pour Broca l'érosion peut survenir à la suite d'une pyrexie même légère, telle que la rougeole. Quinet[1], disciple des idées de Magitot, rejette absolument la syphilis héréditaire, comme toutes les diathèses, et n'admet que l'éclampsie et les fièvres éruptives.

Rodat, de Genève, admet surtout les fièvres éruptives.

Eyssautier invoque toutes les cachexies : l'intoxication mercurielle ou saturnine, la gastro-entérite chronique, le diabète, l'ataxie, la grossesse même, car toutes ces causes peuvent amener un arrêt de développement, des irrégularités dans la distribution organique des divers éléments constituant la dent.

---

1. *A propos des dents syphilitiques.* Bruxelles, 1881.

Eyssautier n'est d'ailleurs pas seul à incriminer le mercure. Déjà, en 1877, J. Hutchinson[1] (junior) accusait le mercure d'être la cause d'un grand nombre d'exemples de dents mal formées. C'est surtout la première molaire qui est le plus souvent atteinte, parce qu'elle est la première de la deuxième dentition à s'ossifier. Le caractère des dents mercurielles c'est l'absence d'émail sur les quatre premières molaires, quelquefois aussi les incisives et les canines. Les dents mercurielles sont observées chez des jeunes sujets présentant la cataracte lamelleuse et ayant eu des convulsions qu'on a combattues à l'aide du mercure.

Henry Lee, dans la même séance de la Société anglaise, considère les dents mercurielles et les dents syphilitiques causées toutes deux par une nutrition défectueuse.

Dans un travail lu à la Société odontologique de Grande-Bretagne, H. Moon[2] dit que l'érosion en gâteau de miel était due au traitement mercuriel et non à la syphilis.

Tout récemment encore les altérations dentaires dans la syphilis congénitale ont fait l'objet d'une discussion à la Société de médecine de Berlin[3]. Pour Busch, les érosions dentaires dites d'Hutchinson se montrent en dehors de la syphilis. Ces lésions apparaissent en groupes, parce que les dents se calcifient également par groupes. On ne peut d'ailleurs méconnaître que les lésions d'Hutchinson ont quelque chose de typique, mais

---

1. *Proceeding of Association of surgeons practising Dental surgery.* (*Cosmos,* février 1877.)
2. *Progrès dentaire.* 1879.
3. *Médecine moderne,* 19 février 1896, p. 117.

clles ne suffisent pas pour établir le diagnostic de syphilis, car c'est à peine si on peut les distinguer des érosions ordinaires.

D'après les observations de Blaschko, il faut envisager avec prudence les lésions des dents de lait. Il a trouvé, par exemple, toutes les incisives supérieures érodées comme jamais on ne l'a observé, après la stomatite, le traitement mercuriel et l'éclampsie.

G. Lewin a rappelé que l'importance des lésions dentaires pour le diagnostic de la syphilis héréditaire était déjà reconnue par Bœrhaave; Hutchinson n'a fait que préciser ces lésions. D'après ses observations, Lewin admet que ces lésions se retrouvent chez les sujets qui ne sont pas syphilitiques, mais les lésions dentaires ont une certaine valeur en ce qu'elles obligent à examiner de près les malades.

M. Hirschberg croit que les lésions dentaires se produisent par suite de l'absence de la substance dentaire et non par érosion. Les dents poussent en même temps qu'on voit l'absence de substance; vers l'âge de 20 ans le frottement a déjà fait disparaître ce que les lésions ont de caractéristique.

Il n'a pas encore observé d'individu ayant les dents d'Hutchinson sans avoir la syphilis congénitale.

Pour résumer ce long exposé des causes de l'érosion dentaire, nous dirons avec le professeur Fournier que les malformations dentaires ou érosions sont des lésions banales, communes et susceptibles de dériver de causes multiples et diverses et que la syphilis s'approprie souvent ces malformations. Mais nous n'osons dire, comme le savant professeur de l'hôpital Saint-Louis, qu'il est de ces lésions qui, ne se produisant qu'avec la vérole, constituent par là un signe de la plus haute valeur. Cette réserve nous est dictée en particulier par des observations des élèves du professeur Fournier. Nous citerons, par exemple, une observation du Dr Vaquez[1] prise dans le service de son maître, à l'hôpital Saint-Louis, de deux filles présentant la dent d'Hutchinson, bien que les parents ne soient pas syphilitiques, et d'autre part l'observation de Morel-Lavallée[2] sur les fausses dents d'Hutchinson.

Pour terminer ce long chapitre, mentionnons le fait que la syphilis acquise paraît d'un pronostic favorable chez les sujets porteurs des lésions d'Hutchinson.

Molokendow[3] cite vingt cas à l'appui de cette assertion. Ses malades porteurs de dents hutchinsonniennes ont contracté la syphilis qui, chez tous, s'est montrée particulièrement bénigne.

---

1. *Annales de Dermatologie,* 1887, VIII et IX.
2. Id., VIII, 1887.
3. *Die syphilitischen veranderten Zähne als prognostischer Zeichen bei Syphilis acquisita.* Wratsch. 1887. T. XX.

CHAPITRE IV

Carie.

La carie dentaire est incontestablement l'altération la plus fréquente que peuvent présenter les dents. Si cependant nous ne lui consacrons pas dans notre travail une place proportionnée à la fréquence des cas, c'est que le plus souvent la carie est primitive et non secondaire. Il existe peu de maladies qu'on puisse accuser de provoquer la carie, par contre le nombre d'états morbides auxquels on a attribué une influence prédisposante est considérable. Mais il nous faut d'abord savoir ce qu'est la carie. Nous nous adresserons pour cela à un travail relativement récent paru sur cette lésion [1].

« Sous ce nom on entend une altération spéciale des tissus durs de la dent, caractérisée par une destruction progressive de ces tissus. Cette altération est de nature infectieuse. La démonstration scientifique en a été faite par Unterwood et Miles Miller, Galippe et Vignal, ces auteurs ont réalisé toutes les conditions exigées pour pouvoir affirmer cette nature infectieuse... Les microbes

---

[1]. *Des moyens de la résistance de la dent contre la carie*, par Frey et Sauvez. (*Gaz. des Hôpitaux.* 1893.)

agissent par leur propre présence et par les fermenta-
tions acides qu'ils déterminent ; déjà en 1881, Unterwood et Miles disaient (*Compte rendu du Congrès international des sciences médicales de Londres*) : « La carie est
due aux acides formés par l'activité d'organismes en-
levant les sels de chaux pendant que les substances
organiques offrent un aliment et un milieu favorable aux
germes eux-mêmes. » Depuis lors ces notions n'ont fait
que se confirmer. Mais, pour que le parasite, cause effi-
ciente, puisse produire la carie de la dent, il faut que
celle-ci présente un terrain favorable qui la prédispose
à l'action de l'agent infectieux...

« Nous avons ici deux parties en présence : les microbes d'une part, la dent de l'autre. Si bien constituée
que soit la dent, les microbes peuvent parfois être en
si grand nombre et tellement virulents, que la résistance
devient bien difficile. D'autre part, la dent elle-même
peut être en état de moindre résistance, soit par le fait
de causes générales avec retentissement sur le système
dentaire, soit simplement pour des causes locales.

« C'est ainsi qu'une alimentation insuffisante en produits phosphatés et calciques affaiblit tout l'organisme
et surtout le système osseux et les dents, de même le
rachitisme, la croissance exagérée où il y a pénurie d'é-
léments minéraux, de même enfin toutes les maladies
aiguës et chroniques (tuberculose, syphilis), la grossesse,
surtout les grossesses répétées, alors que l'organisme
affaibli ne peut plus envoyer au système dentaire la
quantité de sels phosphatés qui lui donnent sa densité
c'est-à-dire sa résistance naturelle. » « Notons, en outre,
que la plupart de ces causes générales (maladies aiguës,
chroniques, grossesses), non seulement diminuent la ré-

sistance de la dent, mais encore augmentent la virulence des micro-organismes, en modifiant les sécrétions buccales qui deviennent favorables à leur développement. »

Ainsi donc, et le fait n'a pas besoin d'être plus longuement prouvé, la carie est en raison inverse de la bonne conformation histologique des dents. Sur ce point tout le monde est d'accord. Mais la bonne constitution d'une dent dépend de bien des facteurs. En dehors même de tout état pathologique, le genre d'alimentation influe sur la dentition. Et à ce propos nous ne pouvons omettre ici les résultats recueillis par le Dr Röse [1], de Fribourg-en-Brisgau, sur l'influence du pain servant à l'alimentation. « Sur 7,364 écoliers possédant ensemble 179,087 dents, nous avons pu déterminer avec assez de certitude, d'une part, que l'usage d'eau et d'aliments pauvres en chaux influence défavorablement la structure des dents, de telle sorte qu'elles succombent plus facilement aux attaques de la carie, et, d'autre part, que l'usage d'un pain de froment mou et visqueux est particulièrement propre à produire directement la carie... Il y a longtemps qu'on a signalé une différence extraordinaire dans l'influence nuisible des diverses sortes de pains. Ainsi, le célèbre Liebig expliquait la beauté bien connue des dents des paysans westphaliens par leur habitude de manger du grossier pain bis. » Röse explique cette influence du pain par l'action mécanique et chimique du pain sur la dent. Peut-être y a-t-il une autre explication. Le Dr Kulp [2] avait parmi ses clients une famille composée de huit

---

1. *66e Réunion des naturalistes et médecins allemands,* tenue à Vienne en 1894.

2. *Transactions of the Illinois state dental Society,* et Lucas Championnière dans le *Journ. des Conn. méd.,* mai 1882.

personnes de bonne constitution, mais de très pauvre denture, la carie se montrait de très bonne heure chez les enfants avec une marche rapide. M. Kulp conseille l'emploi du pain noir et d'autres aliments contenant du phosphate de chaux. L'amélioration des dents des enfants fut rapide et bien marquée et leur tendance à la destruction fut à peu près enrayée.

Sa propre femme, peu de temps après son mariage, vit ses dents s'altérer et devenir très sensibles. Un changement d'alimentation amena un changement rapide dans le caractère des dents en deux années.

Le Dr Barker (*ibid.*) cite les excellentes dents des Ecossais qui se nourrissent de farine d'avoine, riche en phosphates.

Ce que peut faire une alimentation défectueuse, arrive encore plus aisément dans les constitutions viciées, et la fréquence de la carie dentaire chez les rachitiques, les syphilitiques héréditaires, les scrofuleux et en général chez ceux ayant supporté une maladie longue au moment de la formation des dents se comprend fort bien quand on réfléchit aux modifications de structure que ces différentes causes produisent dans la dent comme nous l'avons exposé précédemment.

C'est ainsi qu'il faut comprendre l'action du diabète, maladie dans laquelle « les dents s'altèrent au bout d'un certain temps, tantôt par suite d'une gingivite expulsive (comme nous le verrons plus loin), tantôt à la suite d'une carie qui débute au niveau du collet. » (Lancereaux[1].)

« L'état des dents chez les diabétiques, dit le profes-

---

1. Comm. à l'Académie de médecine. 1888.

seur Demange [1], est ordinairement mauvais; la carie est fréquente, les dents perdent leur consistance, deviennent noires et se détruisent par morceaux. D'après la remarque de Falck, la carie dentaire des diabétiques débuterait le plus communément par la deuxième molaire c'est-à-dire au niveau de l'orifice du canal de Stenon: puis elle s'étendrait successivement aux dents voisines pour les envahir toutes; la mâchoire se trouve ainsi plus ou moins complètement dénudée.

L'influence de la grossesse sur la fréquence de la carie dentaire est-elle également d'ordre nutritif? D'après certains auteurs, les sels de chaux sont soustraits à la dent pour subvenir au développement du fœtus. Mais cette interprétation ne repose sur aucun fait scientifique et *à priori* est inadmissible.

Par quelle voie se ferait cette alimentation des sels de chaux? On a essayé de démontrer qu'il existait une analogie entre l'ostéomalacie et la carie dentaire. Mais cette analogie n'est qu'apparente, la grossesse à elle seule ne crée pas un état pathologique comme l'ostéomalacie. Il n'y a d'ailleurs pas dans cette maladie de lésion dentaire. Galippe [2] a essayé d'expliquer autrement l'influence de la grossesse. « L'infériorité dentaire incontestable de la femme apparaîtra peut-être moins singulière si l'on songe à faire application à la pathogénie de la carie dentaire, d'une série de considérations de physiologie normale et pathologique qui, dominant la pathologie féminine tout entière, semblent donner la raison de la fréquence singulièrement prédominante de

---

1. E. Demange. Art. *Diabète* du *Dict. encycl.*, p. 553.
2. *De l'influence du sexe sur le coefficient de résistance et sur la fréquence de la carie des dents.* (*Gazette des Hôpitaux*, 10 février 1885.)

la lithiase biliaire, par exemple. Personne n'ignore la série de considérations humorales (se résumant dans le grand fait de la moindre alcalinité des humeurs de la femme) par lesquelles notre collègue le professeur Bouchard a cherché à expliquer non seulement la plus grande fréquence de la lithiase biliaire chez la femme, mais encore a pu donner la raison de son éclat à la puberté, de son renforcement à chacune des parturitions et de son déclin à la ménopause.

« Il était donc intéressant de rechercher si la femme, en raison de la moindre alcalinité de ses humeurs, présentait une aptitude plus grande que l'homme au développement de ce phénomène, dont nous ne connaissons que la résultante, savoir l'acidité de la salive...

« En 1879 et en 1880, nous avons fait dans le service de M. Depaul, à l'ancien hôpital des Cliniques, une nombreuse série d'observations sur les réactions de la salive chez les femmes enceintes ou nouvellement accouchées, ainsi que chez les nourrices.

« Il résulte de ces observations qu'en dehors de tout état fébrile, la salive est acide chez cette catégorie de femmes dans la majorité des cas.

« C'est ainsi que nous pouvons nous expliquer que chez quelques femmes, des troubles même non fébriles de l'appareil utérin suffisent pour provoquer l'acidité de la salive. J'ai eu l'occasion d'observer une femme dont la salive devenait acide pendant la fonction menstruelle, celle-ci s'accompagnant de malaises divers. Bien longtemps avant nous (1834), Donné avait fait une remarque semblable. »

La théorie est ingénieuse et nous serions assez tenté de nous ranger à l'idée de Galippe. Mais nous ne pouvons pas oublier que l'adage : chaque enfant vaut une dent à sa mère, n'est pas littéralement vrai, et nous sommes porté à croire que la grossesse n'exerce une action débilitante générale sur l'organisme de la femme et en particulier sur le système dentaire que si elle est souvent répétée, ou dans un organisme trop jeune. Ce sont surtout des grossesses rapprochées qui entraînent cette sorte de cachexie gravidique.

C'est également en raison de l'acidité admise de la salive, qu'on a accusé les états fébriles de favoriser la production de la carie dentaire.

Mais on oublie de démontrer cette acidité de la salive sous l'influence des fièvres. « Normalement sécrétée alcaline, dit Bouchut [1], la salive devient très rapidement acide dans la bouche par son mélange avec le mucus et cela dans l'état de santé aussi bien que dans l'état pathologique. »

Il est un autre cas où l'acidité de la salive joue un rôle destructif sur la dent. Critiquant une communication faite à l'Académie de médecine par le Dr Combes [2], communication sur laquelle nous allons revenir, le rapporteur, M. Rochard, dit : « Chez certains dyspeptiques la salive devient tellement acide que les dents s'y dissolvent rapidement. L'ivoire se ramollit, devient friable, il se détruit couche par couche ; les dents sont rayées au niveau du collet, à l'endroit où elles ne sont protégées ni par l'émail, ni par l'alvéole. Dans l'acte de la mastication, le pédicule se rompt, la couronne tombe et la racine reste indéfiniment. »

---

1. *Loc. cit.*

2. *Des altérations dentaires chez les morphinomanes.* (*Bulletin de l'Académie de médecine.* 1885. Mars.)

C'est peut-être par un processus semblable qu'il faut expliquer, dit Rochard, les altérations dentaires que Combes signale chez les morphinomanes. « Sur les grosses molaires, à la surface triturale, les tubercules ne tardent pas à disparaître pour faire place à une cavité dont le fond est mou et facilement entamable, plus rarement la carie débute par une dépression au niveau du bord gingival.

« Les bicuspides et les incisives se creusent d'un sillon qui contourne le collet de la dent; cette altération ne se produit en général que sur la face antérieure et les latérales ; cette forme de carie est comparable à celle des dyspeptiques, dont la salive acide produit la carie dite en coup d'ongle.

« Les canines sont attaquées au sommet du cône qui se creuse en forme de cupule.

« L'ivoire est mou, se détache facilement par lamelles qu'on soulève avec un excavateur. Les sensations de froid et de chaud sont mieux supportées que dans les cas ordinaires où la pulpe est à découvert ou près de l'être.

« Ces altérations des dents chez les morphinomanes ont une marche rapide. »

Nous avons nous-même observé plusieurs exemples d'altérations dentaires chez des morphinomanes. Les dents étaient très friables, et aucun traitement ne pouvait enrayer la carie.

CHAPITRE V

Ostéo-périostite alvéolo-dentaire.

Les dents, avons-nous dit précédemment, se trouvent maintenues dans leurs alvéoles par des tractus fibreux désignés autrefois sous le nom de périoste, et l'inflammation de ce tissu fibreux ou plutôt fibro-cellulaire a reçu le nom de périostite. Mais si les différents auteurs ne sont pas d'accord sur la nature de ce prétendu périoste, ils le sont moins encore sur la maladie appelée périostiste. Non seulement chacun donne à la maladie un nom différent, mais encore, sous une même désignation, les divers auteurs décrivent des lésions et des symptômes dissemblables.

Nous ne saurions avoir la prétention de faire régner un accord parfait dans cette cacophonie et d'ailleurs ce serait sortir de notre sujet. Nous nous contenterons de dire avec Magitot qu'il existe deux maladies différentes auxquelles on peut donner le nom de périostite, l'une simple, pouvant revêtir selon les cas la forme subaiguë, aiguë, phlegmoneuse ou chronique, tantôt spontanée ou traumatique, tantôt consécutive à une lésion grave de l'organe dentaire comme la carie, mais toujours essentiellement localisée, au moins au début ; l'autre, appelée plutôt ostéo-périostite alvéolo-dentaire, toujours généralisée soit à toutes les parties contenues dans l'alvéole, soit surtout à plusieurs alvéoles simultanément, à forme chronique, et dépendant d'un état morbide général plutôt que d'une cause purement locale. Cette dernière circonstance, qui constitue d'ailleurs la raison d'être principale de la distinction que nous venons de faire, explique aussi pourquoi, dans ce travail uniquement consacré à l'étude des lésions de l'appareil dentaire dépendant d'un état pathologique primitif, nous devons laisser complètement de côté la périostite alvéolaire simple, maladie locale primitivement, pour nous consacrer uniquement à l'affection plus générale que Magitot a désignée sous le nom d'ostéo-périostite alvéolo-dentaire.

Dans le dernier travail[1] consacré à la description de cette maladie, l'auteur a fait précéder son étude du relevé des différents noms donnés successivement à l'affection. Il n'y en a pas moins de 17. Magitot, qui l'a baptisée ostéo-périostite alvéolo-dentaire, nom sous lequel il l'a décrite dans son article du *Dictionnaire encyclopédique* de Dechambre, a depuis renoncé à ce terme et parle maintenant d'arthrite alvéolaire sympathique. Cette appellation a le tort d'être trop affirmative sur la nature de la membrane intra-alvéolaire et de son inflammation. Le nom de pyorrhée alvéolaire est assez répandu. Le nom de maladie de Fauchard, que David lui a donné, parce que c'est Fauchard qui l'a décrite le premier, a le tort commun à toutes les appellations de noms d'auteurs, de rendre les discussions impossibles en troublant la mémoire. Aussi, bien que nous ayons mis à la tête de ce

---

[1]. *La maladie de Fauchard et son traitement,* par F. Touchard. (*Gaz. des Hôpitaux,* 19 octobre 1895.)

chapitre le nom d'ostéo-périostite alvéolo-dentaire, nous ne cachons pas notre sympathie pour le terme de périodontite, adopté par M. le professeur Heydenreich, désignation simple, suffisamment claire et ne préjugeant en rien la nature réelle de la maladie. C'est aussi la dénomination adoptée par Andrieu et Malassez et aussi celle que préfère Paul Dubois.

Par contre, nous acceptons absolument la définition de Magitot : « C'est une maladie essentiellement caractérisée, au point de vue anatomique, par une destruction lente et progressive de la membrane périostale et de la couche de cément qui lui est sous-jacente, destruction de nature inflammatoire, à marche chronique, procédant constamment du collet au sommet de la racine et entraînant fatalement la chute des dents. »

Tous les auteurs, et ils sont nombreux, qui se sont occupés de la périodontite, ont insisté sur ce fait, que les causes de l'affection doivent être recherchées souvent, non dans un état local de la bouche ou des gencives, mais dans certaines conditions de la santé générale. Nous savons, il est vrai, que Galippe a donné, de la maladie, une théorie infectieuse, mais, comme le dit Touchard, « on voit tous les jours des malades atteints de pyorrhée gingivale, due au mauvais état hygiénique de la bouche et à l'infection et qui ne présentent pourtant pas d'odondite expulsive ». Il ne faudrait pas croire, cependant, que les micro-organismes ne jouassent aucun rôle dans cette affection ; bien au contraire, ils agissent à la période de suppuration qu'ils provoquent, et hâtent régulièrement l'évolution de la maladie.

Dans la partie du *Traité de chirurgie* de Duplay et Reclus, que notre maître, M. le professeur Heydenreich, a consacrée aux maladies de la mâchoire, nous lisons à la page 92 (tome V) : « Parmi les influences dont l'action est la moins douteuse, il faut citer certains états généraux : l'arthritisme, l'anémie consécutive aux longues maladies, l'ataxie locomotrice, le mal de Bright, mais surtout le diabète... L'influence de la ménopause chez les femmes, celle de l'hérédité sont également à signaler. »

La cause la plus fréquemment invoquée, c'est la diathèse arthritique, rhumatismale, goutteuse, « amenant, comme le dit Touchard, chez les diathésiques la production d'un tartre spécial qui se forme, au début, au collet de la dent et qui tend à s'étendre progressivement en profondeur », tartre dur, sec, affectant la forme semilunaire, en coup d'ongle, dû à une lithiase salivaire, particulière aux diathésiques et qui n'a rien de commun avec le tartre banal qu'on trouve dans toutes les bouches à dents mal soignées. Ce tartre a une tendance continuelle à se reproduire dès qu'il a été enlevé par les moyens habituels ; en s'interposant entre la gencive et la membrane péridentaire, il amène un trouble circulatoire de la gencive et du périoste alvéolaire, trouble circulaloire qui produit un défaut de nutrition de ces organes et une gingivite simple, traumatique, tartarique, indolore, à marche lente, passant inaperçue au début, mais entraînant le déchaussement de la dent dans la forme sèche, son défaut de soutien et son ébranlement précoce. Le tissu gingival et le périoste alvéolo-dentaire, mal nourris, traumatisés par le tartre, s'enflamment ; une gingivite et une périostite alvéolo-dentaire infectieuse, causées par les microbes buccaux virulents, particulièrement le staphylocoque, ne tardent pas à se produire et nous arrivons à la forme lente ou pyorrhée alvéolo-dentaire.

Cela posé, il n'est pas difficile de comprendre comment les maladies infectieuses buccales et générales, les mauvais états généraux dus à l'anémie, le rachitisme, les affections chroniques, le mal de Bright, le diabète, la mauvaise hygiène de la bouche, l'entretien de la flore microbienne par la carie dentaire et le séjour de parcelles alimentaires dans les interstices des dents, viennent apporter leur contingent fâcheux chez les prédisposés à la genèse de la maladie de Fauchard.

Cette influence de la diathèse arthritique, du rhumatisme et de la goutte sur la périodontite s'explique d'une façon plus simple pour ceux qui considèrent qu'il existe dans l'alvéole une articulation véritable.

« Les causes prédisposantes et déterminantes, dit Marchandé[1], de la périostite semblent avoir la même origine que celle qui produit les phénomènes rhumatismaux; de plus, l'expérience a prouvé que cette affection est justiciable, dans ce cas, du même traitement que le rhumatisme. Cette opinion est corroborée par l'analyse des urines de nombre d'individus atteints de périostite, chez lesquels on a trouvé un excès considérable d'acide urique.

« Congestion et épaississement du périoste alvéolaire, ébranlement temporaire des dents accompagné de douleurs obtuses, voilà autant de phénomènes ordinaires dans la goutte et dans le rhumatisme. Parfois c'est là le premier symptôme d'une attaque prochaine de rhumatisme articulaire aigu, souvent aussi ces phénomènes n'éclatent qu'après l'amendement des premiers symp-

---

1. *De la périostite alvéolo-dentaire.* (*Revue générale de clinique et de thérapeutique.* 1892.)

tômes aigus, d'autres fois l'accès de rhumatisme se résume dans cette poussée congestive du périoste. »

Et, si cette arthrite alvéolaire, de nature rhumatismale ou goutteuse, ne ressemble pas, par son ensemble symptomatique, par sa marche, aux arthrites des diverses autres articulations, c'est qu'on se trouve là dans des conditions toutes spéciales : « L'articulation alvéolaire, écrit Guyot[1], est ici en contact avec l'air, et la variété des microbes qui viennent y pulluler et contribuer à sa destruction par des processus divers est considérable. Il suffirait de se représenter ce qui arriverait si une jointure atteinte d'arthrite goutteuse et rhumatismale était ouverte et placée dans les mêmes conditions de chaleur humide et de courant d'air continuel. »

Quoi qu'il en soit, et quel que soit le mécanisme intime qui relie la goutte et le rhumatisme avec la périodontite, cette relation existe et même les cas en sont fréquents. En 1889, au congrès dentaire international tenu à Paris, cette relation a fait l'objet de plusieurs communications : « Chez les arthritiques, rhumatisants ou goutteux, a dit le Dr Dyce Dickworth, de Londres, la première dentition est habituellement satisfaisante. Chez les goutteux, les dents sont très fortes, pourvues d'un émail excellent. Les dents sont larges, à angles mousses, peu carrées. Les incisives, comme l'a signalé Laycok, ont une tendance à être poussées en avant. Il y a chez les arthrititiques une prédisposition au tartre souvent abondante, mais en réalité pas de forme spéciale des dents. »

Au même congrès, M. Etchepareborda, de Buenos-Ayres, a communiqué le résultat de ses investigations

____

1. Guyot, *De l'arthritis*. Steinheil, 1890.

sur les lésions dentaires des rhumatisants. Il a relevé 85 observations. Parmi les accidents observés se trouvent :

La résorption alvéolaire seule, 25 fois ;

— — avec gingivite, 40 fois ;

— — avec ostéo-périostite en évolution, 15 fois ;

La chute spontanée des dents, 8 fois ;

La carie avec périostite alvéolo-dentaire, 2 fois.

Et Etchepareborda termine sa communication par les conclusions suivantes :

I. Les dents, les maxillaires, les parties molles de la bouche sont fréquemment le siège d'accidents d'origine rhumatismale.

II. Ces accidents peuvent précéder, accompagner ou suivre des manifestations articulaires, fibreuses, etc.... aiguës, subaiguës ou chroniques. Elles peuvent rester longtemps isolées et constituer la seule expression visible de la diathèse.

III. Les accidents les plus fréquents d'origine rhumatismale sont :

1° Du côté des dents :

a) La périostite alvéolaire ;

b) La périostite alvéolo-dentaire ;

c) La nécrose dentaire ;

d) La chute spontanée des dents ;

2° Du côté des gencives : les inflammations simples et aphteuses ;

3° Du côté du système nerveux : la névralgie faciale, correspondant à l'une ou à l'autre des branches du trijumeau ;

4° Du côté du maxillaire : la résorption alvéolaire, la carie et la nécrose des maxillaires.

Aucune de ces affections locales ne peut être regardée comme une affection propre au rhumatisme. On les observe avec la même physionomie clinique chez des sujets qui ne sont pas rhumatisants ; elles peuvent avoir une origine locale ou générale. Il est impossible de fixer leur place dans la chronologie et l'ordre de succession des accidents rhumatismaux. En général pourtant, ces manifestations sont tardives ; leur maximum de fréquence correspond à l'âge moyen de la vie (de 25 à 40 ans).

C'est surtout dans les formes vagues et chroniques qu'on observe les manifestations rhumatismales. Elles alternent assez souvent avec d'autres. Dans les formes chroniques, par exemple, une poussée subaiguë du côté fibreux des jointures ou des muscles est souvent suivie d'une rétrocession des accidents buccaux.

Signalons encore, pour terminer l'exposé de l'influence de la goutte sur les dents, que souvent, ainsi que l'a remarqué Saundby[1], les dents des goutteux sont tellement usées qu'elles dépassent à peine la surface gingivale.

A côté de la diathèse arthritique, une des causes fréquentes de la périostite alvéolaire est représentée par le diabète sucré. « L'examen de la bouche fournit au diagnostic du diabète un signe constant qui consiste dans une lésion du bord alvéolaire désignée sous le nom d'ostéo-périostite alvéolaire. Cette manifestation du diabète, qui appartient au début de la maladie et qui persiste pendant toute sa durée, acquiert, dans certaines circonstances, l'importance d'un signe révélateur. Elle se caractérise comme signe initial du diabète par une pre-

---

1. *British Journal of Dental Sciences.* 1886.

mière période ou période de simple déviation des dents ;
par sa deuxième période ou période d'ébranlement des
dents, de catarrhe alvéolaire, elle répond à la phase d'é-
tat de la maladie générale et par sa troisième période ou
chute des dents, elle correspond à la phase la plus avancée de la maladie.

« Au delà de ce dernier terme, si le diabète continue
son évolution, les bords alvéolaires peuvent devenir le
siège d'une résorption osseuse consécutive ou non à la
gangrène de la gencive, ce dernier signe est critique et
précède ordinairement de peu la terminaison fatale du
diabète[1]. »

La tuberculose peut, elle aussi, revêtir les caractères
de la périostite alvéolo-dentaire. « La tuberculose gingivale, écrit Ritter[2], débute sous la trompeuse apparence
d'une simple périostite alvéolo-dentaire. La dent est en-
levée et c'est alors qu'on voit évoluer une ulcération te-
nace, envahissante, sur la nature de laquelle on hésite
d'abord à se prononcer. Plus tard, lorsque le fond de
l'ulcère se charge de granulations, les unes surélevées,
jaunâtres, les autres rapidement transformées en détritus
sphacélés, la maladie devient facilement reconnaissable. »

Cette description répond assez à l'observation communiquée par le Dr Giraudeau à la Société médicale des
hôpitaux en 1894 sous le titre d'ulcération tuberculeuse
des gencives avec ostéo-périostite tuberculeuse du maxillaire inférieur. Il s'agissait d'un homme de 42 ans dont
les dents étaient tombées ou avaient été enlevées facilement et sans douleur. Au moment où le malade a été

---

1. Magitot, *Mémoire sur la valeur diagnostique dans le diabète sucré
de la périostite alvéolaire. (Acad. de médecine. Odontologie. 1882.)*
2. *Mercredi médical.* 1891.

examiné, il lui manquait les incisives, les canines et les petites molaires de la mâchoire inférieure ; aucune de ces dents n'était cariée au moment de sa chute.

Tout l'espace édenté était occupé par une vaste ulcération, dont le bord antérieur bourgeonnant était parsemé de nombreux points jaunes comparables à ceux des ulcérations tuberculeuses linguales. La surface correspondant aux cavités alvéolaires était recouverte d'une sanie purulente entremêlée de mucosités et de débris alimentaires.

A l'autopsie de ce malade, on put constater que les alvéoles avaient disparu ; le corps du maxillaire inférieur mesurait, sur la ligne médiane, 11 millimètres de hauteur au lieu de 25 qu'il mesure en général. Dans les produits du raclage au ciseau de l'ulcération, on trouva de nombreux bacilles de Koch.

M. Vidal, médecin des hôpitaux de Paris, a constaté que les malades atteints d'ostéo-périostite alvéolo-dentaire étaient habituellement constipés et présentaient souvent des phénomènes dyspeptiques. Y a-t-il coïncidence ou rapport étiologique ? Magitot pense que cette dyspepsie tenait peut-être aux difficultés de la mastication.

Suivant Magitot, la chute des dents qui, souvent, est la conséquence d'une fièvre éruptive, pourrait peut-être s'expliquer aussi par la production de l'ostéo-périostite.

CHAPITRE VI

Gingivites.

Les gencives font évidemment partie de l'appareil dentaire, comme organe de soutien et de protection d'une part et, d'autre part, par les échanges nutritifs qui ont lieu entre les deux. A ces deux titres, il est impossible que les gencives soient le siège d'un état pathologique quelconque sans que l'organe dentaire prenne part au processus pathologique. A ces deux titres aussi, l'étude des gingivites dépendant d'un état général ou secondaire à une maladie d'un autre organe peuvent rentrer dans les limites de notre sujet. Néanmoins nous ne pouvons pas ici faire une étude complète des inflammations de la gencive, car cette étude, à elle seule, formerait un travail plus considérable que celui que nous nous sommes imposé.

Pour rester dans de justes limites indiquées à la fois par l'importance que nous avons entendu donner à notre travail et par son titre, nous ne nous occuperons ici que des gingivites ayant pour conséquence ordinairement d'amener une altération de l'appareil dentaire. Malheureusement, cette conséquence dépend moins de la nature spéciale de l'inflammation que de son intensité. S'il est vrai parfois qu'une inflammation des gencives a, de par son origine et sa nature, le caractère de se propager à l'appareil alvéolo-dentaire, le plus souvent cette extension dépend plutôt de l'intensité du travail inflammatoire, comme nous allons le voir.

Pour mettre de l'ordre dans cette revue forcément rapide des diverses variétés de gingivites secondaires, c'est-à-dire ne dépendant pas de l'état local de la bouche, nous les diviserons, suivant les causes qui les font naître, en gingivites toxiques, infectieuses et trophiques.

Sous le nom de gingivites toxiques, nous désignerons les inflammations des gencives se montrant dans le cours d'états morbides résultant de l'introduction dans l'économie de substances généralement de nature minérale capables de détruire la santé ou d'amener la mort, sans agir toutefois d'une façon mécanique. Les intoxications qui, par l'intermédiaire de la gencive, atteignent l'appareil dentaire, sont surtout des intoxications chroniques, lentes et durables ; les intoxications aiguës ou bien sont peu graves et n'altèrent pas sensiblement l'appareil gingivo-dentaire, ou bien, quand elles sont intenses, elles amènent la mort de l'individu et la lésion gingivale ou dentaire passe alors à l'arrière-plan.

La première de ces intoxications, la plus fréquemment observée, celle aussi qui pourrait être considérée comme le type au point de vue spécial qui nous occupe, c'est l'intoxication mercurielle.

L'ensemble symptomatique de la gingivite mercurielle est bien connu. Au début, les gencives se gonflent et leur coloration devient plus vive ; elles donnent au malade la sensation de plénitude et d'agacement. Les accidents débutent au niveau des incisives inférieures et s'étendent ensuite par propagation au maxillaire supérieur. En même temps il y a du ptyalisme, l'haleine devient mauvaise ; le malade a comme une saveur métallique dans la bouche. Les dents semblent allongées par la tuméfaction du ligament alvéolo-dentaire. Le malade ressent des douleurs variables au niveau des angles des mâchoires, ou bien au niveau des incisives inférieures. Dans la région sous-maxillaire se montre une adénite. Il y a de la diarrhée et de l'albuminurie.

Bientôt apparaissent dans la bouche des plaques d'un blanc grisâtre, témoignant d'une desquamation épithéliale active, d'abord superficielle, gagnant ensuite en profondeur. Ces plaques s'ulcèrent et se recouvrent d'un enduit rameux. Les dents tombent, la langue se tuméfie, la glotte s'œdématie et cause la mort du patient. D'autres fois la muqueuse se sphacèle, les maxillaires se nécrosent et les malades succombent épuisés par la fièvre ou par l'infection.

Ces diverses manifestations peuvent apparaître quelle que soit la forme sous laquelle le mercure a pénétré dans l'organisme et quelle que soit la voie d'introduction, par la bouche, en frictions ou en injections.

L'intoxication peut même résulter d'un simple gargarisme, comme le docteur Lermoyez[1] en a publié un cas, à propos d'une malade atteinte de péri-amygdalites phlégmoneuses à répétition et qui fut prise d'accidents mercuriels après s'être gargarisée pendant cinq ou six jours avec une solution de cyanure de mercure au deux millième.

---

1. *Bulletin médical*, 22 juin 1892.

Nous n'avons pas à examiner ici la pathogénie de la gingivite mercurielle. Qu'elle résulte de l'action directe du mercure sur la bouche, au moment de son ingestion, comme on l'avait d'abord admis à tort, ou de l'action indirecte du mercure déjà absorbé, qu'elle résulte de l'action des microbes de la bouche sur une muqueuse dont la régénération épithéliale est entravée par la salive chargée de mercure comme l'a enseigné Bokhart[1], que ce soit même une simple inflammation septique, le mercure n'ayant plus d'autre rôle que de modifier la nutrition de la muqueuse, comme le veut de Renzi[2], il nous importe peu. Ce qui est certain c'est que le mercure, outre les altérations spéciales qu'il provoque dans le tissu dentaire lui-même, comme nous l'avons vu, entraîne aussi l'inflammation, le sphacèle de la gencive, la dénudation, l'ébranlement et finalement la chute des dents.

Le bismuth introduit dans l'économie conduit à des effets semblables. D'après Petersen[3], Dubinski avait déjà vu que le bismuth s'éliminait par la salive et produisait des accidents analogues à celui du mercure. Dalché et Villejean ont fait des expériences sur des chiens et publié leurs résultats d'abord en août 1887 dans les *Archives de médecine* sous le titre : *Recherches expérimentales sur la toxicité du bismuth*, puis en 1888 dans le *Bulletin général de thérapeutique*. Balzer à son tour communique en 1889 à la Société de biologie les résultats de ses recherches expérimentales sur les chiens.

On observe dans l'empoisonnement par le bismuth,

---

1. *Monats. für Prakt. Dermatologie,* août 1885.
2. *Revista clinica et terapeutica.* 1888.
3. *Deutsche med. Wochenschrift,* n° 25. 1883.

sur le rebord alvéolaire de la mâchoire supérieure et dans le repli labio-gingival, une série de plaques jaune verdâtre, un peu saillantes, peu douloureuses.

Ailleurs on trouve les gencives tuméfiées avec un liséré brun noirâtre et les dents recouvertes de pus. L'haleine est fétide. Les ulcérations du bord alvéolaire ébranlent les dents qui deviennent d'abord rougeâtres, puis noires et déchaussées.

Dans le saturnisme ce qu'on observe le plus souvent, d'une façon presque constante, au point qu'on en a fait un signe pathognomonique, c'est un liséré bleuâtre, ardoisé, occupant le bord libre des gencives ; mais parfois celles-ci se gonflent, se boursouflent ; puis survient de l'épaississement et du décollement, surtout au maxillaire inférieur. Les gencives deviennent fongueuses, se couvrent d'ulcérations qui amènent des pertes de substance de la muqueuse et en particulier des languettes interdentaires.

L'arsenic produit également une gingivite fongueuse, qui peut aller jusqu'aux ulcérations, le déchaussement et la chute des dents.

L'influence du phosphore est connue depuis longtemps. Dans sa thèse de 1868, Reulos, élève de Delpech, assure que son maître avait depuis longtemps remarqué que le phosphore détermine certaines lésions buccales et surtout l'ébranlement et le déchaussement des dents avec un état fongueux et ulcéreux des gencives.

Les mêmes lésions ont été signalées par Libert et Wyss, de Breslau[1], et par Gubler[2]. Mais c'est surtout à

---

1. *Archives de médecine.* 1868.
2. *Commentaires thérapeutiques du Codex.* 2ᵉ édit. 1874.

Magitot qu'on doit la connaissance des altérations occasionnées par le phosphore. Après une certaine tension de la gencive, celle-ci devient rouge, tuméfiée, saignant facilement. Au niveau du collet des dents, on voit des festons profonds, moux et fongueux.

Un liséré blanchâtre formé par du tartre et des débris épithéliaux occupe le bord libre des gencives et, si on l'enlève, on trouve des ulcérations. La suppuration s'étend, gagne l'alvéole, la dent tombe et le maxillaire se nécrose lentement.

Suivant le Dr Rovirosa[1], le tabac exerce également une action sur les gencives. Il exagère l'alcanilité de la salive. Aussi voit-on des dents déchaussées, des gencives fongueuses, quand il n'existe pas d'autres affections plus aiguës, engendrées par le dépôt calcaire excessif du collet des dents qui agit comme corps étranger et arrive à désorganiser complètement le tissu gingival.

Parmi les gingivites infectieuses qui peuvent amener des troubles dentaires, la plus fréquemment observée est la gingivite qui se montre dans le cours du scorbut. Il est vrai que le scorbut est aujourd'hui une affection rare, au moins à l'état épidémique; cependant, on observe encore des cas isolés et il y a quelques mois à peine nous avons eu l'occasion de donner nos soins à un homme d'une quarantaine d'années, comptable de profession, jouissant d'une aisance relative, ne se trouvant par conséquent pas dans des conditions de misère physiologique considérées comme favorables au développement du scorbut et chez lequel néanmoins nous avons observé une inflammation grave des gencives; celles-ci

----

1. *Mémoire lu à la Société odontologique de la Havane*, 15 avril 1882.

étaient fongueuses, ulcérées, saignant facilement ; plusieurs dents étaient déchaussées et branlantes et nous nous demandions quelle pouvait être la cause de ces lésions buccales, quand le malade a vu apparaître sur les deux jambes et sur les avant-bras des ecchymoses, des taches bleuâtres, puis jaunes, en même temps qu'il ressentait des douleurs dans les articulations des membres avec de la raideur du mollet due à la formation d'un épanchement sanguin utramusculaire. Le malade alla consulter son médecin qui n'hésita pas à faire le diagnostic du scorbut.

Au reste, les observations récentes de scorbut ne manquent pas et dans toutes nous trouvons des gingivites avec retentissement sur les dents. C'est ainsi que nous lisons dans un travail récent[1] :

OBSERVATION I. — Toute la muqueuse gingivale est blanchâtre de teinte anémique, saignante par places. Autour des dents, et des dents cariées surtout, se trouvent des ulcérations. La région environnant les ulcérations est le siège d'un gonflement intense et d'une coloration rouge vineux. La phlogose et les ulcères siègent surtout au niveau des grosses molaires supérieures du côté droit et des incisives et des canines inférieures.

OBSERVATION II. — Les gencives boursouflées, hypertrophiées, saignent au moindre contact. Elles sont ulcérées surtout au niveau d'une petite molaire droite tombée il y a huit jours. Toutes les dents sont branlantes dans leur alvéole.

---

1. Petit, *Contribution à l'étude du scorbut*. Paris, 1890.

Observation III. — Les gencives sont congestionnées et d'un rouge luisant, saignantes ; la muqueuse environnante est pâle. A la mâchoire supérieure, la première molaire droite est tombée. Les autres dents tiennent solidement dans leurs alvéoles. A la mâchoire inférieure, des ulcérations superficielles circonscrivent les incisives.

Observation V. — Les gencives sont d'un rouge vineux et sont tuméfiées ; elles sont le siège d'un écoulement sanguin continuel. Il existe aussi une perte de substance assez notable en avant et au niveau des deux incisives inférieures. Ces deux dents sont en partie déchaussées ; on voit une portion de leurs racines.

Plus tard, les gencives redeviennent saines, mais les pertes de substance persistent.

Observation VI. — Les gencives sont très congestionnées, saignantes, excoriées. Trois dents à la mâchoire supérieure sont tombées, toutes les autres dents sont vacillantes.

Mais le scorbut n'est pas la seule maladie infectieuse, capable d'intéresser l'appareil dentaire en amenant une gingivite spécifique. Toutes les fièvres éruptives sont dans le même cas et la description de toutes ces gingivites se trouve dans la thèse récente du docteur Chompret [1].

La scarlatine, la rougeole s'accompagnent parfois d'inflammation de la gencive, avec ulcération, envahissement et destruction du ligament alvéolo-dentaire et suppuration de l'alvéole.

Dans la variole on observe également des ulcérations

---

1. Chompret, *Essai sur les gingivites infectieuses*. (Thèse.) Paris, 1895.

parfois profondes des gencives pouvant amener la gangrène de la muqueuse et du ligament et la nécrose des alvéoles et d'une partie des maxillaires.

Les mêmes lésions, quoique à un moindre degré, peuvent s'observer dans l'érésipèle et la diphtérie.

Dans la fièvre typhoïde, ces lésions sont encore favorisées par les dépôts fuligineux qui recouvrent la muqueuse buccale et où pullulent des micro-organismes aussi variés que nombreux.

La fièvre aphteuse s'accompagne aussi souvent de lésions du côté des gencives et des dents. « Les gencives sont déchaussées, saignantes, et laissent suinter du pus par la pression (*cancer dans la périostite alvéolodentaire*)[1]. »

La tuberculose peut être considérée comme une maladie infectieuse et, faisant l'étude de la périostite alvéolodentaire, nous avons montré que la tuberculose peut envahir le contenu alvéolaire et la gencive.

Même suivant le Dr Andreesen, médecin de la station sanitaire d'Yalta, il existerait un liseré rouge des gencives qu'on ne trouve que chez les gens atteints de tuberculose pulmonaire ; ce liséré d'un rouge intense, tranchant sur la coloration pâle du reste des gencives, se trouve surtout quand l'affection revêt une forme plus ou moins grave et prend une marche aiguë.

Enfin la dernière classe de gingivites qu'il nous reste à voir, s'observent dans certains états généraux ayant pour caractère spécial la fréquence des troubles trophiques.

Le type de ces gingivites trophiques se voit dans le

---

1. Pètre, Thèse. Paris, 1894.

diabète. Nous avons déjà vu l'importance qu'attache Magitot à l'existence de la périostite alvéolo-dentaire pour le diagnostic souvent précoce du diabète.

Mais les gencives peuvent être atteintes isolément ou tout au moins primitivement, et cette altération tient soit à un trouble trophique, soit à l'état de la salive qui devient acide, par la transformation en acide lactique du sucre qu'elle contient.

Les gencives en effet sont épaissies, rouges, fongueuses sur les bords. Elles sont décollées au niveau du collet des dents et une ulcération apparaît. Quand le processus de destruction envahit l'alvéole, il se forme un véritable clapier d'où la pression fait sourdre du pus mélangé à des détritus épithéliaux. Enfin les dents, quoique saines, se dévient, s'ébranlent et tombent.

Nous avons déjà parlé de la gingivite de nature rhumatismale, gingivite rarement isolée, coïncidant le plus souvent avec l'arthrite alvéolaire ou périodontite.

L'albuminurie retentit sur l'état des gencives comme sur les autres tissus, en y amenant une pâleur et une bouffissure spéciale. Mais lorsque le mal de Bright a terminé son évolution à la période ultime de l'affection, des désordres plus graves surviennent quelquefois dans la bouche et au niveau des gencives.

Lancereaux a déjà signalé la stomatite urémique en 1888. Barié[1] en a apporté deux observations nouvelles. Celui-ci décrit deux formes : une forme érythémateuse, pultacée, peu intense et une seconde forme ulcéreuse. Cette dernière débute comme une stomatite érythémateuse, puis apparaissent des ulcérations des gencives,

---

1. *Stomatite urémique.* (*Archives gén. de médecine.* 1889.)

occupant de préférence les parties latérales, un peu au-dessous du collet des canines ou des premières molaires, ou encore au fond du sillon gingivo-buccal. Ces ulcérations n'ont aucune forme spéciale; elles sont plus ou moins profondes et en nombre variable.

Les dents qui sont entourées par ces ulcérations sont ébranlées; elles remuent sous la simple pression de la langue et du bol alimentaire; aussi les malades évitent-ils les aliments solides ou chauds ou froids.

Parmi les gingivites dites trophiques, tous les auteurs rangent les phénomènes morbides dont les gencives sont le siège chez les femmes enceintes. La grossesse exerce en effet une action sur l'état des dents comme nous l'avons déjà dit et aussi sur les gencives. Quelques auteurs accusent même la menstruation de produire des altérations du côté du système dentaire et dans une communication à la Société odontologique Sauvez[1] fait la mention suivante : « Au moment de la période menstruelle, la femme est sujette, tout autant que pendant la grossesse, aux affections des dents, principalement aux affections causées par la congestion de la pulpe et du périoste. » Ce serait surtout au début de la période menstruelle que surviendraient ces complications.

Delestre a également signalé chez les femmes, pendant la période menstruelle, une congestion avec gonflement et ramollissement des gencives. Mais c'est surtout pendant la grossesse qu'on observe la gingivite.

Pour A. et D. Pinard[2], les gencives sont rouges, tuméfiées; elles paraissent fortement festonnées et les lan-

---

1. *Odontologie.* 1892.
2. *Gingivite des femmes enceintes.* Thèse. Paris, 1877.

guettes interdentaires recouvrent une partie des dents.
A la moindre pression des points tuméfiés on peut observer de petites hémorrhagies. Les dents, suivant Pinard,
peuvent perdre de leur solidité et même être expulsées
hors de l'alvéole. Les auteurs précédents déclarent cette
gingivite très fréquente, puisqu'ils l'ont rencontrée 45
fois sur 75 femmes soumises à leur examen. Didsbury[1]
l'a observée 27 fois sur 50. Pour Pinard on l'observe
surtout au 4e mois ; Didsbury l'a souvent rencontrée
dès le 2e mois. Celui-ci ajoute que souvent les dents ne
tombent pas, mais s'émiettent et les racines restent
dans les alvéoles. La gingivite gravidique siège surtout
à la partie antérieure des maxillaires, dépassant rarement les canines ; elle est plus fréquente sur le maxillaire
inférieur.

L'accouchement, loin d'améliorer l'état des gencives, a
parfois pour effet d'amener une recrudescence de la maladie ; c'est souvent à ce moment que les dents tombent.
Souvent encore l'allaitement vient aggraver la situation.

Il nous reste à mentionner encore une gingivite trophique peu connue et dont nous n'avons trouvé qu'une
seule observation dans la thèse déjà citée de Petit. Il
s'agit d'un malade atteint de sclérodermie, observé par
Petit dans le service de clinique médicale du professeur
Germain Sée. Chez ce malade les gencives étaient tuméfiées ; la muqueuse située autour de la couronne de chaque dent, de toutes les dents, était ulcérée et de teinte
groseille ; par places on observait des pertes de substance qui découvraient en partie les racines dentaires.

---

1. *De l'état des gencives chez les femmes enceintes et de son traitement.* Thèse. Paris, 1883.

Les dents étaient saines, mais branlantes ; elles tombaient facilement et le malade les arrachait, les cueillait pour ainsi dire sans douleur.

Bien que nous n'ayons trouvé nulle part d'observation de lésion semblable chez les sclérodermiques, l'existence de la lésion s'explique fort bien dans une maladie qui a précisément pour caractère d'amener des troubles trophiques variés.

[illegible]

[illegible]

[illegible]

[illegible]

[illegible]

[illegible]

[illegible]

CHAPITRE VII

Maxillaires.

Dans différentes parties de ce travail nous avons déjà
dû étudier des lésions des maxillaires dépendant soit
d'une intoxication, soit d'une maladie générale. C'est
ainsi qu'au chapitre consacré à l'ostéo-périostite alvéolo-
dentaire, nous avons vu que l'alvéole osseuse était toujours plus ou moins atteinte par le processus morbide
quel qu'il soit, dont la périostite n'était qu'une localisa-
tion, tuberculose ou rhumatisme. De même encore plus
loin, en décrivant la gingivite phosphorée, nous avons
déjà parlé de la nécrose qui peut envahir le tissu osseux.

Mais dans tous ces cas la lésion osseuse n'était qu'une
partie de l'altération de l'appareil dentaire ou une com-
plication. Il nous faut maintenant étudier plus spéciale-
ment les maladies des mâchoires dépendant d'une maladie générale et pouvant amener l'altération ou la chute
des dents. Comme ce sont surtout les maladies localisées
au bord alvéolaire qui influent sur le système dentaire,
ce seront celles-là exclusivement qui devront nous arrêter. Nous n'avons donc pas à nous occuper des lésions

des maxillaires affectant la périphérie ou le centre même de l'os.

Nécrose phosphorée. — L'étude de la nécrose phosphorée n'est plus à faire. Elle est classique et il suffit de se reporter aux différents ouvrages de chirurgie. On peut d'ailleurs se demander si cette maladie rentre bien dans le cadre de ce travail, et si elle constitue véritablement une lésion secondaire de l'appareil dentaire. Les vapeurs phosphorées agissent-elles en amenant une intoxication générale, ou ont-elles une action directe et locale ? Les deux théories ont été soutenues. Lorinser[1], Wegner[2], soutiennent la première opinion, et l'observation d'Hutchinson[3] d'une dame qui fut atteinte d'une nécrose du maxillaire inférieur à la suite d'une ingestion de phosphore à l'intérieur semble en faveur de cette manière de voir, et le professeur Heydenreich[4] déclare que « l'influence de l'intoxication générale ne paraît pas contestable ». Strohl[5], Magitot[6], Trélat[7] sont plutôt favorables à la théorie de l'action locale, acceptée par la plupart des auteurs. Mais dans l'un comme dans l'autre des cas, la nécrose phosphorée reste une maladie primitive plutôt qu'une affection secondaire, et nous ne croyons pas devoir nous y arrêter plus longtemps. Au reste, nous avons déjà eu à parler du phosphore à propos des gingivites toxiques.

1. Lorinser, *Med. Jahrb. des Oest. Staates.* Vienne, 1845. T. LI, p. 237.
2. Wegner, *Virchow's Archiv.* 1872. T. LV, p. 11.
3. Hutchinson, *Semaine médicale.* 1886. P. 119.
4. Heydenreich, *Traité de chirurgie. Loc. cit.*
5. *Gazette médicale de Strasbourg.* 1845. T. IV.
6. Magitot, *Bulletin de l'Académie de médecine.* 27 nov. 1888.
7. Trélat, *Thèse d'agrégation.* 1887.

Syphilis du maxillaire. — Il existe au niveau des mâchoires une altération moins connue, encore peu approfondie, presque à l'étude et sur laquelle il est de notre devoir d'insister.

En 1868, le Dʳ L. Labbé communiquait à la Société de chirurgie, sous le titre d'*Affection singulière des arcades alvéolaires*, l'observation suivante :

Il s'agissait d'un homme de 42 ans, entré à l'hôpital le 10 mars pour une perforation de la voûte palatine. A 20 ans, cet homme avait eu la syphilis, qui fut traitée par Ricord. A plusieurs reprises, il eut des accidents divers.

Il y a près de trois ans, les dents s'ébranlèrent ; elles n'étaient ni gâtées, ni douloureuses ; le malade n'avait qu'à tirer légèrement et elles venaient. Au moment de la sortie des dents, il ne s'écoulait pas de sang, ou fort peu, sauf pour les grosses molaires du côté gauche ; quand elles tombèrent, il y eut une abondante hémorrhagie et la gencive ne se reforma pas. Huit jours après, l'hémorrhagie se reproduisit et le malade dit avoir perdu deux litres de sang. En même temps survint un ptosis de la paupière supérieure droite.

Depuis son entrée à l'hôpital, la destruction des alvéoles continue très lentement. Il y a une destruction complète de la voûte palatine. Le malade, à son entrée à l'hôpital, n'avait plus que trois dents, placées du côté gauche. A la mâchoire supérieure, du côté gauche, on trouve une large perte de substance, beaucoup plus longue que large, occupant tout le bord alvéolaire, qui a complètement disparu jusqu'à l'apophyse ptérygoïde. Du côté droit le bord alvéolaire est en train de disparaître.

Guyon fait prendre au malade 6 grammes d'iodure de potassium par jour. La destruction s'arrêta et le malade fut pourvu d'un dentier artificiel.

En 1869, Dolbeau présente à la même Société un cas analogue. Il s'agissait d'un homme de 50 ans. En ouvrant la bouche, ce qui frappe d'abord, c'est que le bord alvéolaire supérieur manque dans toute son étendue, si bien que la surface totale de la voûte palatine affecte la forme d'un triangle dont la base postérieure correspond à l'insertion du voile du palais et dont le sommet est situé sur la ligne médiane, à trois centimètres en arrière des alvéoles incisives.

En examinant plus profondément, on est frappé de l'existence de deux cavités symétriques, de forme triangulaire, tapissées par une membrane muqueuse différente de celle de la membrane muqueuse de la bouche; elle est plus rouge. Ces deux cavités sont évidemment les deux sinus maxillaires, et en effet leur situation, leur forme triangulaire rappellent celle de ces organes. De plus, ces cavités communiquent manifestement avec les fosses nasales, ainsi que cela est démontré par le passage des liquides, et bien que le cathétérisme ne puisse préciser le siège de cette communication.

Si l'on introduit le doigt dans ces cavités, on arrive à toucher le plancher de l'orbite. Les deux doigts étant introduits dans ces cavités, si l'on essaye d'imprimer divers mouvements à la voûte palatine qui les sépare, on constate que l'os est normalement uni au reste de la face.

Deux nouveaux cas identiques sont observés les années suivantes, en 1870 par le professeur Duplay, à l'hôpital Beaujon, chez un individu âgé de 35 ans, manifestement atteint de syphilis, et en 1871 par Dubrueil[1], chez un malade dont l'affection durait depuis sept ans.

« Dans tous les cas, dit le professeur Duplay[2], le début de l'affection a été insidieux. Le premier symptôme consiste dans l'ébranlement et la chute des dents, sans douleur, sans écoulement de sang ni suppuration. Cependant la résorption fait des progrès, et après avoir amené la disparition de l'arcade dentaire, elle détruit le plancher du sinus maxillaire ou la voûte palatine. Ce sont les communications anormales ainsi établies entre la cavité buccale et l'appareil olfactif qui obligent les malades à demander les secours de l'art.....

« Quelle est la nature de cette affection, à si juste titre qualifiée de singulière par L. Labbé et par Dolbeau, et à laquelle Dubrueil, le premier, a donné le nom de « résorp- « tion des alvéoles et des arcades alvéolaires » ? Rien n'autorise à la considérer comme ayant un processus analogue à celui qui amène la résorption des alvéoles dans l'ostéo-périostite alvéolo-dentaire chronique. L'hypothèse d'une dystrophie d'origine nerveuse, comparable à celle qui produit l'atrophie lamineuse progressive, ne repose sur rien de sérieux[3]. Peut-être faudrait-il la considérer comme le résultat de la carie sèche, assez fréquente, comme l'on sait, dans les os du crâne et de la face chez les individus syphilitiques, et qui a été observée, même en dehors de toute diathèse syphilitique ou autre, dans certains os qui, par leur structure, se rapprochent du maxillaire supérieur, par exemple à la tête de l'humérus.

---

1. Dubrueil. Société de chirurgie, 29 novembre 1871.
2. Follin et Duplay, *Pathologie externe*. T. IV, p. 739, édition de 1875.
3. On verra plus loin ce qu'il faut penser de cette assertion.

« L'influence de la syphilis est manifeste dans le cas de L. Labbé et dans le nôtre. »

Chabaud, dans sa thèse [1], considère, lui aussi, comme de nature syphilitique l'affection singulière de L. Labbé.

Ataxie. — Des faits semblables à ceux que nous venons de citer, mais reconnaissant une pathogénie toute différente, devaient bientôt être publiés et même assez nombreux.

Dans la séance du 11 juillet 1879 de la Société médicale des hôpitaux de Paris, M. Vallin rapporta l'observation de deux ataxiques présentant des troubles dentaires.

1er malade, âgé de 45 ans. Dentition excellente, gencives saines. Perdit successivement toutes ses dents. Elles tombaient sans douleur, et le surlendemain le malade arrachait sans efforts des fragments osseux en forme de cornets. La surface externe de ces cornets était criblée de trous. Au bout d'un an, le malade avait perdu toutes ses dents et le maxillaire était réduit à un moignon presque triangulaire, à base postérieure, sans communication avec le sinus.

2e malade, 45 ans. Toutes les dents tombèrent également et la branche horizontale du maxillaire inférieur était réduite à une tige arrondie de la grosseur du petit doigt.

Dans la *Revue médicale* et le *Journal des connaissances médicales* (27 avril 1882), M. E. Demange, alors professeur agrégé à la Faculté de médecine de Nancy, publia

---

1. *Contribution à l'étude de la syph. du maxill. inf.* Paris, 1885.

deux nouvelles observations de chute spontanée des dents chez des ataxiques.

OBSERVATION I. — Thomas, 53 ans (hospice Saint-Julien, lit 29).

« Les dents du maxillaire inférieur sont à peu près intactes ; quelques-unes sont cariées. Toutes celles du maxillaire supérieur sont tombées ; il ne reste point de racines ; les alvéoles sont refermés par les gencives. Le malade nous apprend que la chute des dents du maxillaire supérieur est arrivée il y a quatre ans ; toutes sont tombées en l'espace de deux mois, les unes après les autres ; elles sont devenues vacillantes, puis sont tombées successivement, sans qu'il ait eu des douleurs. Il a cependant, à plusieurs reprises, ressenti dans la figure des douleurs qu'il compare à celles qu'il éprouve dans les jambes, mais elles ont duré peu de temps ; jamais il n'y a eu de douleurs dans les dents ou les gencives. »

OBSERVATION II. — Hachotte, 64 ans, ajusteur (hôpital Saint-Julien, lit 9), 9 novembre 1879.

« Le malade nous raconte que depuis un mois il a perdu une grande partie de ses dents ; nous constatons en effet que toutes les dents du côté gauche du maxillaire supérieur sont tombées ; celles de l'autre côté sont à peu près intactes ; elles sont tombées, dit-il, sans douleur, elles devenaient vacillantes et le moindre effort suffisait pour les faire tomber ; plusieurs fois elles se sont ainsi déchaussées pendant qu'il mâchait ses aliments..... Il a eu la syphilis à 34 ans, a été soigné par Ricord à l'hôpital du Midi et, depuis, n'a jamais eu d'accident. »

M. le professeur Demange attribue la lésion des dents

à un trouble trophique du trijumeau, lequel, ainsi que l'a démontré Pierret [1], se comporte comme une racine postérieure donnant lieu, quand il est intéressé, à des douleurs fulgurantes. Et, en effet, à l'autopsie du premier malade de M. Demange, on voit que la plupart des nerfs bulbaires étaient plongés au milieu d'une gangue scléreuse et qu'un grand nombre de faisceaux nerveux du trijumeau étaient sclérosés. A l'autopsie du deuxième malade, M. Baraban a également trouvé une sclérose du plancher du quatrième ventricule, point d'origine du trijumeau.

L'explication du mécanisme de la chute des dents chez les deux ataxiques de M. Demange, telle que celui-ci la décrivait, a paru au Dr Galippe ne pas être fondée. Pour lui [2], les malades de M. Demange étaient atteints d'ostéo-périostite alvéolo-dentaire, et il publia même une observation nouvelle provenant du service de M. Damaschino à l'hôpital Laënnec [3].

« Homme de 43 ans entré salle Trousseau, n° 15, le 1er août 1882, présentant depuis près de 8 ans des signes d'ataxie de plus en plus nets. Le 1er janvier 1880, le malade vit tomber spontanément sans aucune douleur et sans écoulement de sang une de ses incisives de la mâchoire supérieure qui était parfaitement saine. Puis ce fut le tour d'une autre incisive, également saine, quinze jours après. La canine du côté gauche manquait déjà. Une molaire du même côté s'ébranla bientôt, puis se pencha sur le côté et finit par être couchée parallèlement au bord du

---

1. Pierret. *Essai sur les sympt. céphal. du tebes dorsalis.* (Thèse). Paris. 1876.

2. *Journal des connaiss. médic.,* 11 mai 1882.

3. *Journal des conn. méd.,* 21 juillet 1882.

maxillaire, qui, par la résorption complète des alvéoles, était profondément encoché à cet endroit. »

L'année suivante, au congrès de l'Association française pour l'avancement des sciences, tenu à La Rochelle, M. Petit lut un mémoire de M. David dont voici les conclusions :

« 1° Nous avons observé un cas d'altération particulière des dents dans le cours de l'ataxie locomotrice ;

« 2° Ces altérations consistaient en une mortification rapide (8 mois) de la partie antérieure de la couronne de presque toutes les dents ;

« 3° La substance altérée avait pris la consistance d'un bois tendre et une coloration rougeâtre ; l'émail existait encore avec son poli, mais sans sa dureté ;

« 4° Sous ces parties la pulpe avait produit une nouvelle couche de dentine secondaire. La cavité pulpaire était comblée dans la plupart des dents antérieures et partout le bulbe atrophié ;

« 5° Par leurs caractères objectifs, par leur marche, etc., ces altérations ne ressemblent en rien à la carie ; nous leur attribuons pour cause l'état général du sujet, nous les rattachons au trouble trophique déterminé par les lésions médullaires ;

« 6° Ces altérations seraient analogues à celles qui ont été déjà signalées sur les ongles dans le cours de l'ataxie ; elles établiraient donc un rapprochement pathologique entre des organes déjà unis par leur commune origine épithéliale ;

« 7° Localement ces altérations reconnaissent pour cause immédiate un trouble fonctionnel ou une lésion de la pulpe dentaire elle-même qui reflète l'état des cordons antérieurs. L'atrophie que nous avons constatée n'est-elle pas comparable à celle que l'on observe dans les mêmes circonstances du côté de l'œil?

« 8° Le fait que nous rapportons et ces diverses considérations nous conduisent à attribuer une fois de plus, à la pulpe dentaire sa véritable signification physiologique d'organe sensoriel. »

M. David ne signale pas la chute des dents, mais leur altération trophique d'origine nerveuse. Nous n'avons pas trouvé d'autre observation semblable, mais par contre les faits d'expulsion spontanée des dents continuent à se multiplier. En 1885, Dubrueil relate [1] le cas d'un homme de 33 ans présentant, outre la chute complète des dents, une fistule communiquant avec les fosses nasales à gauche.

La même année, Manoha publie sa thèse [2] où à la théorie syphilitique de Labbé et Duplay il oppose celle de l'ataxie, attribuant à cette dernière maladie tous les cas observés.

Une nouvelle observation de destruction trophique des alvéoles est publiée cette année en Allemagne par Hoffmann [3].

En 1886, Galippe [4] fait connaître le résultat de recherches faites avec le docteur Malassez sur les dents des ataxiques tombées spontanément. Ils y trouvèrent des micro-organismes qui ne diffèrent pas de ceux qu'on voit dans les cas d'ostéo-périostite alvéolo-dentaire, d'où il conclut à une similitude de lésions.

En 1887, à la Société de pathologie de Londres, Hale Withe communique le cas d'un ataxique qui perdit d'abord sa dent de sagesse sans douleur; la maladie durait depuis

---

1. *Gaz. hebd. des sciences méd. de Montpellier,* 18 juillet 1885.
2. Montpellier, 1885.
3. *Berliner klin. Wochensch.* 1885, n° 12.
4. *Gazette des Hôpitaux,* mai 1886.

six ans, la dent était saine, puis les autres dents tombèrent. Dans la discussion qui suivit cette communication,
Simon décrivit une deuxième forme de chute des dents
chez les ataxiques : un fragment plus ou moins considérable de l'arcade dentaire s'élimine sans douleur avec la
ou les dents qu'il porte. D'autre part, Pitt et Armerod
déclarent avoir, eux aussi, observé des cas de chute spontanée des dents dans l'ataxie.

En 1892 Carrière fait connaître dans sa thèse une observation de résorption progressive des arcades observée
par Lannelongue et déjà présentée en 1890 à la Société
anatomique de Bordeaux par son élève Baudet.

En 1893 et 1894 paraissent dans les *Annales de Dermatologie* deux nouvelles observations prises toutes deux
dans le service de M. le professeur Fournier, la première
par M. Hudelo, la seconde par M. Wikham.

« OBSERVATION I. — X..., âgé de 46 ans (a eu la syphilis à l'âge de 13 ans), entré salle Saint-Louis il y a trois
semaines pour des lésions buccales dont le début remonte
environ au mois de juin 1892. A ce moment, douleurs
dentaires légères, puis successivement ébranlement, déchaussement des dents, chute sans douleur de 14 dents
en quelques semaines aux deux mâchoires.

« En septembre 1892, développement sur la branche horizontale du maxillaire inférieur, à gauche d'une tuméfaction rapidement fluctuante, puis ouverture de l'abcès et
constatation d'une nécrose sous-jacente de l'os. Ablation
des séquestres et guérison au bout d'un mois. A cette
époque on constate la présence, à droite du maxillaire
supérieur, d'un ulcère dont le malade ne soupçonnait pas
l'existence.

« Actuellement : chute de toutes les dents à l'exception des deux dernières molaires inférieures gauches. Si l'on suit avec le doigt le bord alvéolaire du maxillaire inférieur recouvert par la muqueuse gingivale, on sent ce bord irrégulier, déchiqueté, sans trace bien nette des cavités alvéolaires.

« Au niveau du bord alvéolaire à droite, on constate une ulcération persistante, longue de 5 centimètres, large de 8 à 10 millimètres. Le fond est bourgeonnant, fongueux, d'un gris jaunâtre, donnant issue continuellement à une certaine quantité de matière hémato-puriforme, un peu fétide. Il y a en ce point, non seulement ulcération de la muqueuse, mais du maxillaire, ayant déterminé, après la chute des dents, la nécrose, l'exfoliation du bord alvéolaire.

« Sur le maxillaire supérieur droit, l'ulcération intéresse en surface le bord alvéolaire sur une longueur de 5 centimètres d'arrière en avant, mais transversalement elle déborde en dedans du bord alvéolaire sur la surface palatine de l'os, sur une étendue de 2 à 3 centimètres. L'os sous-jacent n'est point entamé, le fond de l'ulcère est bourgeonnant, fongueux, grisâtre, avec sécrétion purulente fétide, indolence absolue, anesthésie complète à la piqûre : on peut, comme dans le cas de mal perforant, pénétrer jusqu'à l'os sans que le malade éprouve aucune sensation douloureuse.

« Le tabes est très net : début il y a cinq ans par affaiblissement marqué de la vue, puis douleurs fulgurantes dans les jambes, douleurs constrictives en ceinture, incertitude de la marche, abolition des réflexes rotuliens, signe d'Arzyll Roberston, anesthésie générale en placards, prédominance à la face, signe de Romberg, signe du

« givingway of the legs », incontinence d'urine passagère, impuissance génitale.

« Ce tabes est surtout un tabes supérieur, car il s'accompagne de troubles cérébraux marqués, perte de la mémoire, céphalée, modifications du caractère, hésitation de la parole, vertiges, syphilis ancienne. »

« Observation II. — X..., 53 ans, mécanicien, entré salle Saint-Louis en décembre 1893. Pas de syphilis.

« Dès l'âge de 24 à 25 ans, douleurs à caractères fulgurants dans les membres inférieurs. Depuis un an miction involontaire, perte des désirs sexuels et des érections. Pas de diplopie. Myosis accentué. Pas de crises gastriques, rien dans les bras. Abolition des réflexes rotuliens. Pas d'atrophie de la langue, parole très lente, traînante. Aspect intelligent. Compréhension pénible. Réponses lentes et embrouillées rendant l'enquête difficile. Les troubles de la parole sont peut-être consécutifs à la perte des dents et d'une partie du maxillaire.

Il ne reste plus de dents à la mâchoire supérieure. Au maxillaire inférieur il ne reste à droite que les deux incisives, la canine et quatre molaires; à gauche, que les deux incisives et la quatrième molaire, sous forme de chicot. Toutes ces dents sont très abîmées, leur extrémité est usée formant plateau.

Les troisième et quatrième molaires droites sont cariées, irrégulières; au niveau de la troisième molaire, un bord aigu, tranchant a déterminé la production d'un petit ulcère de la muqueuse gingivo-labiale. Déformation des maxillaires. Partout où les dents manquent, le doigt promené sur les maxillaires rend compte d'irrégularités osseuses, la muqueuse y est le siège de cicatrices difformes.

Le malade ne peut dire s'il y a eu perte d'os, car au niveau des alvéoles dentaires les maxillaires sont fortement déprimées. Ces dépressions donnent à la voûte palatine un aspect d'irrégularité tout à fait particulier. Le centre apparaît bombé par rapport aux régions alvéolodentaires qui sont creuses et déprimées.

Outre la petite ulcération que nous avons mentionnée rapidement, car elle semble être le simple fait du traumatisme dentaire, existe une large ulcération qui tapisse la dépression droite du maxillaire supérieur. Elle est donc renfoncée et profonde. Il faut, pour bien la découvrir, relever fortement la tête du malade.

« Elle s'étend d'avant en arrière, du niveau de la première incisive droite au niveau de la quatrième molaire droite. La bande ulcéreuse qu'elle forme est assez étroite à son extrémité antérieure. Dans sa portion moyenne, elle offre environ 3 centimètres de largeur; elle s'arrête à droite au rebord alvéolaire, à gauche elle s'étend de 2 ou 3 centimètres en dedans vers la voûte palatine.

« Les bords paraissent assez nets, non point que la muqueuse forme elle-même une forte saillie sur l'ulcération, au contraire, la muqueuse périphérique continue en quelque sorte le niveau de l'ulcération, elle n'est point rouge ni enflammée, d'ailleurs toute la lésion a un caractère éminemment pâle et torpide. Cette apparence des bords est constituée par des saillies osseuses, l'os périphérique normal proéminant tout autour de l'ulcération, au niveau de laquelle le maxillaire a été nécrosé et détruit en partie.

« Le fond de l'ulcération est grisâtre, sanieux, atone. La sensibilité à la piqûre est abolie au niveau de l'ulcération.

« D'ailleurs, il existe en même temps une anesthésie

incomplète sur les autres points de la voûte palatine et des gencives.

« L'exploration au stylet montre que la surface ulcérée est perforée vers son tiers postérieur.

« Par un étroit orifice, le stylet recourbé pénètre aisément dans l'arrière-fosse nasale. Au moyen d'une incurvation à angle droit de l'extrémité du stylet, on parvient à explorer la face postérieure de la membrane ulcérée ; la pointe du stylet s'arrête sur des surfaces osseuses préexistantes.

« Le malade présente en outre trois maux perforants plantaires. »

Et M. Wickham ajoute : « Ces caractères permettent d'éliminer la tuberculose, la syphilis, la nécrose phosphorée, les stomatites mercurielles intenses. La nature même des lésions est incertaine. Il s'agirait soit de lésions d'ordre trophique sous la dépendance directe du tabes, soit de lésions aggravées de périostite alvéolo-dentaire, affection *sui generis,* qui trouverait dans le tabes un terrain de développement favorable. Quoi qu'il en soit, que le tabes soit cause déterminante ou occasionnelle, il est établi par ce qui précède que certaines ulcérations buccales devront toujours faire penser au tabes. M. le professeur Fournier proposa alors la dénomination de mal perforant buccal.

Une nouvelle observation a été communiquée en 1894 à la *Société médicale des hôpitaux de Paris* par le Dr Letulle.

Chez un ataxique syphilitique toutes les dents du maxillaire supérieur étaient absentes, sauf la deuxième prémolaire et la première grosse molaire gauches ; toutes les dents inférieures du côté gauche étaient absentes, enfin il existait une perte de substance à la voûte palatine comme celle signalée par Fournier dans le tabes d'origine syphilitique.

La même année, Baudet publiait un nouveau cas dans l'*Union générale* (novembre 1894), cas qui lui a été montré par le Dr Touchard, professeur à l'École dentaire de Paris.

En 1895, Siegfried Kalischer[1] publiait une nouvelle observation et nous apprenait en même temps que Rosin en avait déjà rassemblé 22 cas dans son article paru dans la *Deutsche Zeitschrift für Nervenheilkunde* en 1891.

Enfin signalons pour terminer cette longue énumération des travaux parus : l'article de Galippe dans la *Revue d'odontologie* de 1894 (août), le mémoire de Baudet sur la résorption progressive des arcades alvéolaires ou mal perforant buccal publié dans les *Archives générales de Médecine* en janvier 1895 et l'article de Newmark du *Medical News* du 25 janvier 1895.

Si maintenant nous jetons un coup d'œil sur l'ensemble de ces travaux, nous voyons que dans le cours de l'ataxie locomotrice on observe assez fréquemment la chute, sans douleur, sans hémorrhagie, sans suppuration, de presque toutes les dents, le plus souvent saines, quelquefois malades et d'une perforation de la voûte de la bouche faisant communiquer cette cavité avec les tissus et les fosses nasales. La chute des dents commence toujours à la mâchoire supérieure et quand elle est déjà avancée il se fait un travail de résorption alvéolaire allant jusqu'à la perforation. Celle-ci ne siège ja-

---

1. *Ein Fall von Tabes dorsalis mit Kiefernecrose.* (*Deutsche med. Wochensch.* et *Zahnarztliches Wochenblatt*, 21 sept. 1895.)

mais sur la ligne médiane, unique ou double, elle est toujours latérale. Les dents, comme nous l'avons vu, sont saines en général. Si Galippe a trouvé certaines d'entre elles malades, envahies par les micro-organismes, cela prouve tout simplement que le malade avait des dents gâtées, cariées. Mais cette carie ou cette maladie quelconque n'a, croyons-nous, qu'un rapport indirect avec le trouble trophique primitif. Il est bien certain qu'une dent privée de ses moyens de nutrition, déracinée pour ainsi dire, se laissera plus vite envahir par des agents de destruction et ceux-ci se trouveront particulièrement nombreux et virulents dans une bouche où les matières alimentaires séjournent plus longtemps, enfouies qu'elles sont dans les dépressions, les fistules et les perforations.

Il est vrai que David a signalé chez les ataxiques une altération spéciale de la dent elle-même, altération ne ressemblant pas à la carie, altération que nul autre observateur n'a décrite hors lui et qui n'infirme pas cette vérité que les dents sont en général saines dans la maladie que nous décrivons.

De même aussi les hémorrhagies qui, dans l'observation de Labbé ou celle de Baudet, ont accompagné la chute des dents, constituent des exceptions, de même encore la formation d'un abcès signalée chez l'un des malades de l'hôpital Saint-Louis.

Reste à interpréter tous ces symptômes. Trois théories se trouvent en présence. La première en date est la théorie syphilitique de Labbé. Nul doute, le malade de Labbé et celui de Duplay étaient syphilitiques et chez tous deux le traitement spécifique a enrayé la maladie. De plus, ces malades n'étaient pas ataxiques. Il est donc

indiscutable que la syphilis peut amener la chute spontanée des dents et la résorption alvéolaire ; nous verrons
comment dans un instant.

Une seconde théorie est la théorie microbienne de
Galippe. Pour cet auteur il s'agit simplement d'ostéo-
périostite alvéolo-dentaire, évoluant sur un terrain un peu
spécial. Cette théorie soulève bien des objections. Elle
ne rend pas compte de la guérison des deux malades
de Labbé et de Duplay. De plus, si quelques-uns des
symptômes de la maladie que nous cherchons à expliquer se retrouvent dans la périodontite, les deux maladies n'en ont pas moins une marche bien différente.

L'ostéo-périostite alvéolaire a une marche très lente,
s'accompagne presque toujours de suppuration, comme
l'indique le nom de pyorrhée qu'on lui a donné, elle
aboutit rarement à une résorption totale des arcades,
mais surtout elle ne produit jamais de perforation. Enfin
on n'observe pas dans la pyorrhée alvéolaire les troubles
sensitifs si fréquents, pour ne pas dire constants, dans
la résorption progressive des alvéoles, abolition ou diminution de la sensibilité au contact, à la douleur et à la
température au niveau des perforations et dans le voi-
sinage parfois éloigné. Nous ne pouvons donc pas nous
ranger à l'avis de Galippe.

Reste une troisième théorie, celle qui fait de la résorption progressive une manifestation du tabes, et notamment du tabes syphilitique. Cette théorie a pour elle
la plupart des faits publiés, mais non tous. Les malades
de Labbé et de Duplay n'étaient pas ataxiques. Et chez
le malade de Dubrueil on n'a trouvé pendant la vie
aucun signe du tabes, et à l'autopsie on a constaté que
la moelle présentait « une sclérose particulière qui ne

rappelle en rien la sclérose systématique des cordons de Goll, ni la sclérose radiculaire comme dans l'ataxie. »

D'autre part, on ne voit pas de lésion tabétique, même quand le tabes est syphilitique, enrayée par le traitement spécifique, comme chez les malades de Labbé et de Duplay.

La théorie qui considère la résorption progressive des arcades alvéolaires comme de nature tabétique a, il est vrai, pour elle le résultat de l'examen microscopique de la moelle et du trijumeau des deux malades du professeur Demange, sclérose du bulbe, au niveau de l'origine du trijumeau, sclérose du nerf lui-même. Cette lésion du nerf à son origine bulbaire et dans son trajet, et aussi la fréquence dans le tabes de ce que Fournier a appelé le mal perforant buccal, nous conduisent à la théorie suivante que Baudet, dans le travail déjà cité, n'a pas osé affirmer catégoriquement. La résorption progressive des arcades alvéolaires, le mal perforant buccal, est un trouble trophique dépendant d'une altération du trijumeau, quelles que soient la cause première et la nature de cette altération, tantôt syphilitique, souvent tabétique.

Cette théorie pathogénique n'est d'ailleurs pas en désaccord avec ce que nous savons depuis longtemps du rôle du trijumeau.

Des expériences faites sur les animaux, il résulte que la section de certains nerfs entraîne des troubles trophiques des os. De la section du trijumeau en particulier, résulte un épaississement des os maxillaires. Et la clinique est d'accord avec l'expérimentation comme le prouve l'observation de Marinesco et Sérieux, publiée en 1893, dans les *Archives de Physiologie*, d'un cas de section du nerf trijumeau par une balle de revolver ayant amené des troubles du maxillaire. Enfin, cette théorie concorde parfaitement avec les résultats de l'autopsie des deux malades de M. Demange. Nous dirons donc que la chute des dents et le mal perforant buccal qu'on observe dans la syphilis et dans l'ataxie résultent d'un trouble trophique dépendant d'une altération du nerf trijumeau.

Conclusions.

Nous avons montré dans ce travail qu'en dehors de l'influence que l'état général de santé de l'individu peut exercer sur sa dentition, il existe un grand nombre de maladies aiguës ou chroniques, congénitales ou acquises, pouvant directement provoquer un trouble ou une altération de l'appareil dentaire, qu'il existe par conséquent des altérations secondaires de cet appareil.

Bien qu'aucune modification dentaire ne puisse être considérée comme ayant à elle seule une valeur pathognomonique, il existe cependant différents états morbides des dents pouvant et devant, dans certains cas, attirer l'attention de l'observateur et du clinicien sur un état pathologique primitif dont cet état morbide n'est qu'un des effets. La connaissance de cet état pathologique permettra, dans quelques cas, d'instituer, au lieu et en outre d'un traitement local, forcément symptomatique et souvent inefficace, une médication appropriée à l'affection primitive cause de l'altération dentaire.

INDEX BIBLIOGRAPHIQUE

Barié. *Stomatite urémique.* (*Arch. gén. de méd.* 1889.)

Baudet. *La résorption progressive des arcades alvéolaires.* (*Arch. gén. de méd.*, janvier 1895.)

Blanc. *Étude critique et clinique des altérations dentaires attribuées à la syphilis héréditaire.* (*Lyon médical.* 1886.)

Castanié. *De l'érosion des dents à la suite des maladies de l'enfance.* (Thèse.) Paris, 1882.

Chabaud. *Contribution à l'étude de la syphilis du maxillaire inférieur.* (Thèse.) Paris, 1885.

Chompret. *Les gingivites infectieuses.* (Thèse.) Paris, 1895.

Combes. *Des altérations dentaires chez les morphinomanes.* (*Bull. de l'Acad. de méd.*, mars 1885.)

Comby. *La première dentition.* (*Arch. gén. de méd.* 1888.)

David. *Dents des ataxiques.* (*Journ. des conn. méd.*, 22 février 1883.)

Demange. *Chute spontanée des dents chez les ataxiques.* (*Journ. des conn. méd.*, 27 avril et 4 mai 1882.)

Demange. Art. *Diabète* du *Dict. encycl. de Dechambre.*

Didsbury. *De l'état des gencives chez les femmes enceintes.* (Thèse.) Paris, 1883.

Dubois (P.). *Aide-mémoire de chirurgie dentaire.* T. II.

Dubreuil. *Bulletin de la Société de chirurgie*, 29 novembre 1871.

Eyssautier. *De l'érosion dentaire dans la scrofule.* (*14e congrès de l'Ass. fr. pour l'av. des sciences* Grenoble, 1885.)

Etchepareborda. *Congrès dentaire international.* Paris, 1889.

Follin et Duplay. *Pathologie externe.* T. IV.

Fournier. *Leçons sur la syphilis.* (*Gaz. des Hôpitaux.* 1883.)

Frey et Sauvez. *Des moyens de résistance de la dent contre la carie.* (*Gaz. des hôpitaux.* 1893.)

Galippe. *Le mal perforant buccal.* (*Rev. odont.*, août 1894.)

Galippe. *De l'influence du sexe sur le coefficient de résistance et sur la fréquence de la carie des dents.* (*Gaz. des Hôpitaux,* 10 février 1885.)

Galippe. *Chute spontanée des dents chez les ataxiques.* (*Journ. des conn. méd.*, 11 mai 1882.)

Giraudeau. *Ulcération tuberculeuse des gencives.* (*Société méd. des hôpitaux.* 1894.)

Guyot. *De l'arthritis.* Paris, Steinheil, 1890.)

Harris, Austen et Andrieu. *Traité de l'art du dentiste.*

Hernandez. *Mémoire.* Toulon, 1808.

Heydenreich. Art. *Mâchoires* du *Traité de chirurgie de Duplay et Reclus.* T. V.

Hutchinson. *Semaine médicale.* 1886, p. 119.

Laforgue. *Séméiologie buccale.* Paris, 1814.

Letulle. *Mal perforant buccal.* (*Soc. méd. des hôpitaux.* 1894.)

Lermoyez. *Sur la pathogénie de la stomatite mercurielle.* (*Bull. méd.*, 22 juin 1892.)

Lorinser. *Med. Jahrb. des Oest. Staates.* Wien, 1845. T. LI, p. 237.

Lucas-Championnière (J.). *Les érosions dentaires du rachitisme et de la scrofule.* (*Journ. de méd. et de chirurg. pratiques.* 1890.)

Magitot. *Des gingivites.* (*Gaz. des Hôpitaux.* 1877.)

Magitot. Art. *Dent* du *Dict. encycl. de Dechambre.*

Magitot. *De l'érosion des dents au point de vue de la séméiologie.* (*Prog. méd.*, 3 août 1878.)

Magitot. *Traité de la carie dentaire.*

Magitot. *Sur la valeur diagnostique dans le diabète sucré de la périostite alvéolaire des mâchoires.* (*Bull. de l'Acad. de méd.* 1882.)

Magitot. *Bull. de l'Acad. de méd.*, 27 novembre 1888.

Marchandé. *De la périostite alvéolo-dentaire.* (*Rev. gén. de clin. et de thérap.* 1892.)

Marie (P.). *De l'acromégalie.* (*Rev. de méd.* 1886.)

Marinesco et Sérieux. *Arch. de physiologie.* 1893.

NEWMARK. *Lésions trophiques des mâchoires dans le tabes.* (*Médical News*, 25 janvier 1895.)

NUYTS. *De l'arthrite alvéolaire.* (Thèse.) Paris, 1890.

PÈTRE. (Thèse.) Paris, 1894.

PINARD. *Gingivite des femmes enceintes.* Paris, 1877.

QUINET. (Thèse.) Paris, 1879.

ROSE. *De la carie dentaire dans les écoles nationales.* (*Progrès dentaire*, juillet 1895.)

ROSENTHAL (A.). *Sur le traitement de certaines caries dentaires.* Livourne, 1895.

SAUVEZ. *Influence de la menstruation sur les accidents d'origine dentaire.* (*Odontologie.* 1892.)

SEIGNEUR. *De la dentition pendant les deux premières années.* (Thèse.) Paris, 1888.

TOUCHARD. *La maladie de Fauchard et son traitement.* (*Gaz. des Hôpitaux*, 19 octobre 1893.)

TRÉLAT. *Thèse d'agrégation.* Paris, 1887.

WEGNER. *Virchow's Archiv.* 1872. T. LV, p. 11.

WICKHAM. *Ulcérations buccales tabétiques.* (*Ann. de dermatologie.* 1884.)

TABLE DES MATIERES

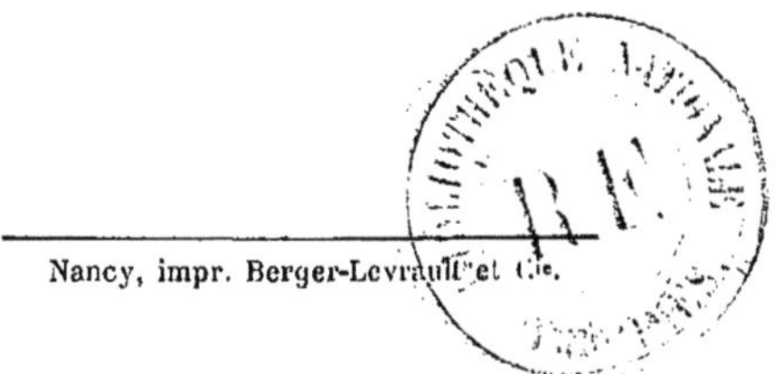

Nancy, impr. Berger-Levrault et Cie.

9 782014 110791